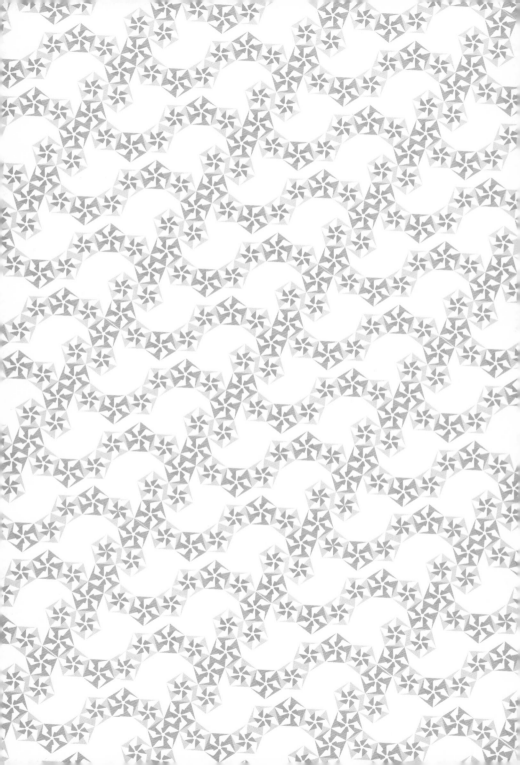

là mā
辣妈无敌

武宗杨 ○ 著

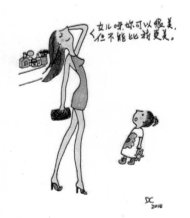

青岛出版社 QINGDAO PUBLISHING HOUSE | 国家一级出版社
全国百佳图书出版单位

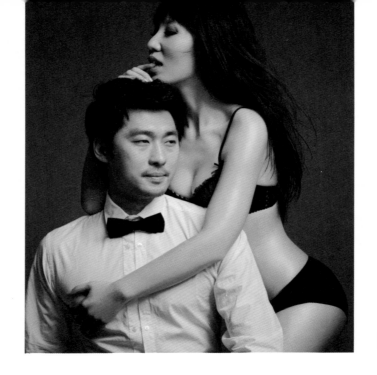

自序

　　我写这本书绝不是为了和大家分享生孩子有多伟大，做妈妈是件多么不会让你后悔的事，这些话早就有成千上万的人和你说过。我想说的是，生过孩子，我们怎么才能和没生的时候一样美丽，一样身材火辣，甚至比之前更胜一筹，智美双全，色艺兼备。

　　以前我和你有着同样的恐惧心理，害怕生产的时候职位被人钻空子，回来之后江山变了；害怕骨盆变大，再也没法穿包身的牛仔裤；害怕胸垂到肚子的位置，脱了塑身衣就再也没法见人；害怕"麒麟臂"从此成为你和少女的分水岭，被明眼人一下就看出你孩子他妈的身份；害怕颧骨上面顶着两块大大的黑斑，没有遮瑕膏简直连老公都不敢正视，这一切一切的心理我都和你一样，但是现在我可爱的宝宝已经2岁，这一切都没有发生，而且将永远都不会发生！

　　当然没有天上掉馅饼的美事，如果你把它看得和国家申奥一样重要的话，就值得花很大心思来认真规划一下。

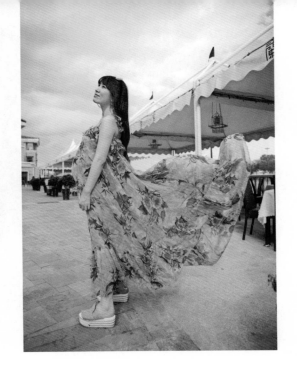

首先让我来问你几个问题：

1.在你的生活中，最重要的是什么？

2.你希望宝宝在你将来的生活中是一个怎样的角色？

3.你对自己最满意的地方是什么？

4.你最希望改善的是什么？

5.你的先生最爱你哪一点？

OK，这些问题并不复杂，却需要你在看本书的过程中一直不断地问自己，它决定了你整个孕期以及产后的规划核心。

生孩子非但不是少女时代的结束，反而是一个女人的第二个青春期。

我们要做的绝不是从此放弃自己追求年轻容颜、魔鬼身材的权利，相反，让我们充分利用这一次上天额外赐给我们的荷尔蒙，赐给我们重生的机会，彻底逆生长！

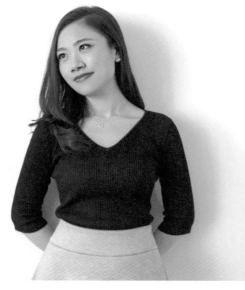

潘蔚

Bazaar Express 执行主编

朋友序 1

11年战斗友情

宗杨微信的个性签名是"你若盛开，清风自来"。看起来很小清新，事实上她完全不是这个范儿，十足大女人一枚，但绝对不是女汉子！

从11年前我们认识起，她就供职于国内最好的时尚传媒集团，那时她是小编辑，我是小作者。按现在的说法，都是高大上世界里的小屌丝，我从未问过她的梦想是什么。但当时光荏苒，蓦然回首，年少时的梦想早就模糊不清，亦或不再重要，她已成为《时尚芭莎》——这个中国最优秀时尚团队的中坚力量。

很难想象，获得今日时尚江湖地位的小武竟然毕业于中国公安大学。当她的同学都在政法、军警系统循规蹈矩之时，她竟然在瓶瓶罐罐、涂涂抹抹、花草香氛、激光射频、明星公关中开创一片天地，好一个华丽转身的经典范例！在中国，美容业看似最无门槛，但想要成为行业翘楚却绝对都要生生长出三头六臂来，所以我常常说她是美容界女特警，"武"艺高强！

在还没有"跨界"这词儿的时候，她已经开始跨出自己人生与众不同的一步；她是一个不会轻易妥协的人。比如我曾经说她不适合留长发，结果她执着于优雅造型多年，如今看来长发的确让她面容的整体线条显得十分柔美；比如她决定尝试做"时尚芭莎美容"微信，成为传统杂志第一个吃螃蟹的人，很多人都不相信一个毫无互联网经验的人能把这事做成，如今不到一年，"时尚芭莎美容"微信已成为聚集最多高端用户的美容专业互动平台；比如我们一起创立时尚芭莎第一档美妆视频节目《芭莎明星美妆间》，又是一件没有先例的事情，白手起家，如今已有尚雯婕、欧豪、张歆艺等一众明星好友出镜加盟……她想坚持的事情、想解决的问题总能百折不回地达到目标。

但与很多人不同的是，在前进中她特别懂得圆通与适度的妥协，同时又没有拖延症，说做就做，兼顾各个环节的整体方向，内心超级强大。所以我依然固执地感觉到，年少时在警校历练的雷厉风行已与她的DNA融合，她所获得的每一次成功，有幸运，但更多的是精诚所至、金石为开。

你若盛开，清风自来。《时尚芭莎》是天堂亦是炼狱，她就这样，坚守在这里N年。这个斑斓耀眼的名利场上来来往往多少过客，终究是她坚持、坚守、坚定于此，盛开着、绽放着，清风徐来、花香四溢、果实累累。

作为这位大女人的资深好友，如今我们都已身为人母，人生的境界似乎又被打开新的一个里程。突然想起小时候听过的故事《七色花》，那时多么希望自己也拥有一朵神奇的七色花，看到宗杨才觉得人生的七色花不应期许别人赐予，自己本就可以把自己历练成七色齐全、样样在行。今晚，宗杨你是否会给你家多多讲个《七色花》的故事呢？

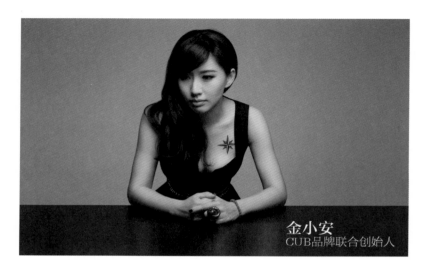

金小安
CUB品牌联合创始人

做闺蜜 什么时候都不晚

被宗杨邀请来写新书的序，我这个半吊子闺蜜有点小紧张。

我和宗杨，相识在一个特别正式的工作场合。第一次见面，她一进门，我忍不住用余光打量这个女孩，清秀中带着不羁，谈吐温柔却十分干练。

2011年的圣诞节，宗杨和先生来香港找我吃饭，那时候我刚刚怀上老三，带着孕早期的不适去找她诉苦。谁知道她一回到北京，给了我更大的喜讯，她要做妈妈了。接到这个消息我真是百感交集。我们的预产期相差一个多月，好闺蜜就是要好到，孩子都得一起生。

十月怀胎的漫漫长路，我们每天都在沟通。因为是过来人，我知道第一次怀孕对女人来说，是多大的挑战和改变，早期难受的妊娠反应，身体的各种变化，精神状态的每况愈下，还有各种所谓关于孕妇的生活教条。再坚强的人，面对这些，都会绷起脆弱的神经。宗杨是一个特别要强的女孩，自律性极高，整个孕期坚持运动，非常合理地饮食。相比之下，我这个第三次经历孕期生活的人，显得有些自暴自弃了。印象特别深的是，有天她去公司上班，电梯坏了，刚好事情又多，这个天不怕地不怕的孩子，一下挺着个大肚子爬了十几层。我在微信里面听到她说这件事情差点崩溃了。大腹便便的一个孕妇自己爬了那么多层楼梯，真的太危险了，忍不住絮絮叨叨了一堆，结果她的回复就一句"我没事儿，挺好"。

宗杨坐月子的最后一个星期，我从香港回京看她，看着她做妈妈后流露出的温柔、细腻和辛苦，真是又开心、又心疼。吃午饭时候她的眼神中突然流露出小孩子一般单纯的渴望，瞬间我就懂了。饭后我把她从伯母手里"偷"出来两个小时，在家门口的咖啡厅，和她像从前一样拉着手轧马路，喝杯饮料。短短的几个小时，我们互相充足了电，特别满足。

去年夏天，我偶然地看了个关于极地的纪录片，突然冒起了想去北极极点的念头。周围的亲朋好友没有什么人支持，关于费用、危险性等等，大家纷纷给我罗列了各种困难。和宗杨聊起这件事，她说了一句特别深刻的话："想去吗？想去就去，老了就去不成了。"干练果断，她就是那个我喜欢的她。有了这句话，去年的7月底，和外界断绝了16天的联系，我坐上了俄罗斯的"50年胜利号"破冰船，去了北极点，感受了人生第一次感官和精神的震颤。

做个性感的女人，其实不难，买套情趣内衣，扭上几步，每个女人都能演绎不同程度的性感。可是当下流行的"辣妈"，却不是所有生了孩子的女人都能做到的。这个词，和年龄、相貌无关；是有了孩子后整个人的生活状态。保持着性感的自我，不放弃自己的理想和追求，以最好最健康的自己面对工作和家庭。

这一点，宝贝儿，你做到了。

感谢你，我的挚友，我的闺蜜，我们拥有共同的人生理念和思考方式，对生活充满了激情，爱自己。我们也一直相爱！最后祝新书大卖！

安

2014年6月24日

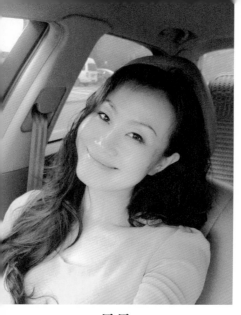

24年首席闺蜜

曼曼
新媒体广告公司客户总监

　　她是美容教主，是上得厅堂下得厨房的时尚辣妈，为人妻母的身份永远拿捏得当；她与人说话，时刻望着对方的眼睛、面带微笑；她对工作和身材，仿佛没有满足的时候……她就是我最资深的知己兼闺蜜，国内最具影响力时尚类杂志《时尚芭莎》的美容总监——武宗杨。

和美容总监做闺蜜 想不美都不易

　　尽管时光荏苒，儿时的记忆已经变得模糊，但有些情节有些感动一直会像老电影的画面，流连于脑海。永远记得第一次相识的场景：一头利落短发，身着白色衬衫格子马甲的你，出现在一身校服的我们中间，温温柔柔地自我介绍，这个画面就一直定格在我的记忆中。从小就对美丽有着独到的见解，对时尚有着敏锐的嗅觉，这与生俱来的优势，成就了现在的你。虽然女人天生爱美丽，却也是美得五花八门，毫无章法。回忆自己用青春当资本，隔离与防晒傻傻分不清楚的青葱岁月，是你提醒我出门记得涂抹防晒产品，早晚使用眼霜并配合适当按摩，护肤是一件细水长流的事情……正是你20年如一日的唠叨，造就了我今天可以拿出去骗90后的肌肤质感。

记得第一次领工资，兴冲冲买了一大堆彩妆，毫不吝啬拿自己的脸当画布，自以为妆容得当可以为外表加分，你耐心地告诉我眉毛画得有点太重啦，大地色系眼影更适合我这张典型的亚洲脸。逐渐地，我从一个彩妆菜鸟，学会如何用化妆弥补自身弱点，学会关注每季的彩妆流行趋势，学会了让自己更加优雅。

和时尚辣妈做知己 牵手享受蜕变过程

生命因为孕育而展现光彩，人生因为下一代的到来才更完整。感谢上天，当我们经历此刻之时，有彼此陪伴在身边。由于孕育双胞胎的缘故，我一直对自己产后140斤的体重耿耿于怀，你除了安慰鼓励，更多给予的是实际支持与监督。小到塑身内衣的选择，大到各种减肥塑型方法的推荐，你不厌其烦地推荐、询问、检验，看到我日渐恢复的身材，你似乎比我还骄傲。如若没有你，我真心不知道自己现在是何状态。不仅如此，我们的辣妈观也超级一致，母亲赋予了孩子生命，而孩子也让女人真正走向成熟，我们的人生因成为了母亲而变得更丰富更完整。我们感谢这些小生命走进了自己的身体、走进了我们的生活，让我们从内到外更富有，获得了无与伦比的幸福感。

你我的优雅精致 不因时间而停滞

今年，是我们携手走过人生的第24个年头，我们一起经历了人生的种种，我们共同感受着身份蜕变……很庆幸，尽管世界变化万千，我们仍然在彼此身边。你我之间永远真实无需掩饰，永远可以吐槽生活苦逼老板压榨，永远可以大骂男人虚伪无情吝啬，我们一起疯一起笑一起癫狂看人生。说实话，我真心为你感到骄傲，先是三年前《美丽PK赛》的问世，内容精彩直指人心，成为多少姑娘的美容圣经；再有就是这本《辣妈无敌》预示着一个女人精彩的蜕变，美好的事物不是凭空而来，你用自己的心驾驭改变和创造美丽。人生得一如你这般优秀的女子做知己，一生受益。

名人序1

在如今的科技及医学条件下，现在女性只要保养得宜，其实很难从一个人的外表上去判断是不是生过小孩。我经常跟许多女明星朋友聊天，发现只要产后没走样的，多半都掌握好时机，从坐月子开始就十分注意各项护理，产后短时间内正视自己的问题，积极解决，从而有一个非常完好的体态与肤况。

肌肤上最常出现的问题就是色素沉淀，因为怀孕期间激素分泌变化，脖子、胸部及腋下等部位的肤色会变得暗沉，通常产后就会恢复，但有些人会在脸上留下斑点，所以在怀孕期间一定要做好防晒。此时在防晒品选择上要非常小心，以物理性的防晒成分及物理防晒为主，像戴太阳眼镜、帽子等，隔绝日晒才能避免产生斑点，严密的防晒措施一定要持续到产后六个月，哺乳期同样也要坚持，因为体内荷尔蒙的变化，会使得皮肤对光更敏感。

没有喂母乳者，可以适当使用美白产品淡化斑点，母乳喂养者，选择护肤品成分以维生素C为主，相对其他美白成分更安全。至于激光除斑，最好是产后六个月再进行，但没有继续喂母乳者不建议做，因为荷尔蒙如果仍然处在一个不稳定的状况，使用激光后，斑点再生几率会比较高。

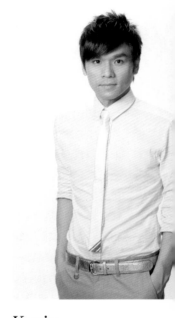

Kevin
亚洲美妆天王、
Jskin净肌品牌创始人

身材是另一个产后护理的重点。许多人生完后，体重变化不到5千克，让她们很气馁，但是因为产后正处于调适期，加上喂母乳，新陈代谢会加快，很多人在坐月子期间都能自然瘦5~7千克。当然初期不可能有激烈的运动，但是按摩就非常重要。

我遇到过几位身材保养得非常好的辣妈，几乎没有小腹，她们都是在产后医生建议要用力揉捏腹部时，非常认真地执行，有些妈妈还说揉得都要哭了，但想到医生说那样能帮助子宫归位，肚子不会凸出，就又乖乖做，事后证明果然是有用的。还有一些辅助工具，像是束腹带就很适合剖腹生产的妈妈塑造好身材。

三四个月后，觉得身体恢复得差不多了，就可以进行淋巴或精油全身按摩，此时觉得自己还水肿的人，感受会特别强。我记得有位美容圈的好友，在分享产后瘦身经历时，就是到非常传统的美容院，只对美容师说一个原则，"尽量揉"。她说，就当作是铲除肥油。好玩的是，当天按摩完后，可能因为血气畅通，她马上瘦了1千克，小腿的尺寸当时就小了一号。

选择一个温和的运动也是非常重要的，像是散步或者简单的伸展运动，都有助于身材恢复。饮食上，蔬果类一定要多摄取，因为中国传统的月子餐都十分温补，会让火气上升，饱受便秘的困扰，适当的蔬果就十分重要了，也有助于恢复身材。

心境也是另一个要点。产后要面临的事情实在太多了，很多人会有情绪低落的问题，千万不要忽视，要多想一些能让自己开心的事，比如，如果吃一块巧克力能让自己开心就吃一块，只要其他饮食上稍微调整就好。如果想要远离一下宝贝高歌一曲，另一半一定要多支持，10个月来的辛苦接着又要哺育宝宝，有些女性还要在职场上拼搏，需要身旁的人多给一些鼓励，大家一起加油。

名人序 2

小P

亚洲造型专家
著有《媲美明星》《从怀孕开始变美》

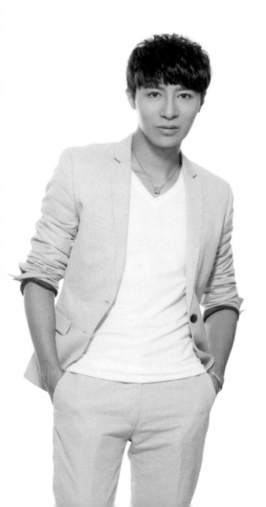

女生当妈妈是一件无比令人激动、开心的事情，从此在这个世界上你便拥有了生命的延续，纵然这是一件世界上最伟大的事情，但是也不可以在这个阶段放任自己。健康的孕期不仅要保证宝宝的健康，而且也要合理地让身体增重，在产后一段时间内才能迅速恢复正常身形。

这两年我身边的辣妈越来越多了，除了每天要面对媒体镜头的明星之外，武宗杨是我见过孕期保持最好的。有一次参加活动，她说起了自己怀孕的事情我才留意到，除了腹部之外，四肢还是那么纤细。而和她聊到孕期保养，她对自己保持身材可谓极度苛求完美，在这本书中你将看到她实用、贴心的提示，她并非按部就班地把医学资料和美容秘籍拼凑在这里，而是写出了最真实的亲身经历，讲述有效和安全的胜利成果，有这样一位正能量的闺蜜陪在你身边，你还发愁孕期不会变美吗？

目录

番外篇

芭莎编辑海淘经

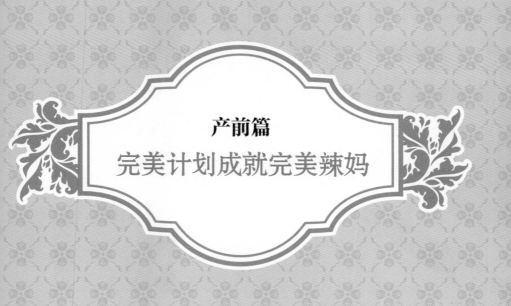

产前篇

完美计划成就完美辣妈

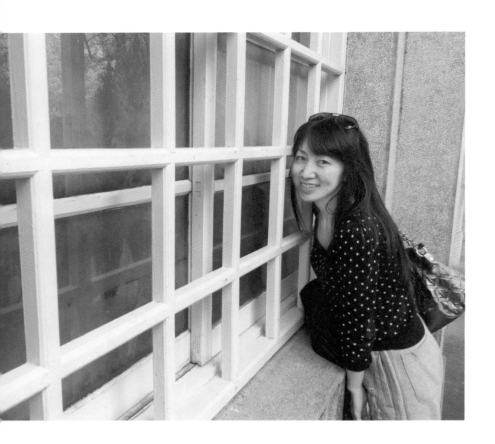

/写在前面的话/

完美的人生很多时候都可遇而不可求，我没有在18岁恋爱的时候碰上王子，没有在一毕业就跻身世界500强，没有在25岁如梦嫁入豪门，但是，当我想到做妈妈是我唯一只靠自己就能Hold住全盘的事情时，我毫不犹豫，成竹在胸。

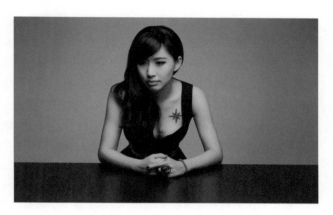

先来聊聊我的闺蜜吧。

小安是我认识的最成功的妈咪之一，她83年出生，加拿大学成归来随老公在香港定居，31岁已经是3个金童玉女的妈妈，而且身兼两家化妆品公司的公关总监，依旧肤白如雪，就算距离5厘米凝视也看不到一颗色斑，身材凹凸有致，我每个月都会定期和她在北京会面，八卦工作两相宜。从她的嘴里你听不到一句对于带孩子没睡过一个整觉的抱怨，更看不到一丝因为生过孩子而丧失女性自豪感的愁云。这次见她，她告诉我："这次算是game over了，生完约你去医院来个大变身啊！圣诞节的假面舞会我们可不能缺席！"

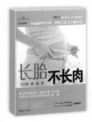

变美 or 变丑 你的美丽可以自己做主

就是有这样一群女人，你觉得她们似乎美得很容易，瘦得很简单，她们轻轻松松在工作与家庭之间游走，不见喘息却永远从容。其实并非她们真的受老天眷顾，而是她们的信念足够坚定！对于美，她们知道自己的目标在哪里，她们明白不管花费怎样的努力也一定要做到。远行、游学、生育、升职，这些人生中的拐点可能成为你放松的借口，却都只是她们美丽征程中补给的驿站，她们从未迷失方向，更无法改变一直美下去的终极追求。

所以，当你看到验孕棒上的两条红线时，心里想的是终于可以大吃特吃、肆无忌惮了。她们却开始默默地从网上定来《长胎不长肉》《天后Lulu的好孕瑜伽》，并时刻告诫自己20斤是孕期最完美的增重标准。当你在防辐射服、运动服还是老公的旧T恤之间犹豫不决时，她们却在时尚街拍网站上截取各种最当红明星妈咪的照片，决定在孕期体验另一种时髦风格，让老公和同事们眼前一亮。当你吃了就睡睡了就吃养尊处优时，她们报了古筝班、油画班、插花班和西餐料理班，决定利用这几个月的珍贵时间让自己彻底享受一下慢生活的魅力，孕育宝宝的同时成为一个更有品位的生活家。

有一个神奇的方程式是这样的，两个人第一次的差距是0.9和1.1，几十次之后，就会数量级地相差上万倍。所以越生越high还是步步减分立见分晓。

做好计划 越生越美

当然，有很多人很幸运，孕期没什么反应，自然可以每天打扮还四处社交，你可能是不幸的那一类，也没有关系，计划因人而异。如果你不宜出门，不妨在护肤、美体上多下些功夫，学习一些面部和身体的专业按摩手法，悉心关照身上的经络、穴位和小病患，让被工作压力困扰很久的身

北京宝岛妇产医院月子会所产后恢复中心

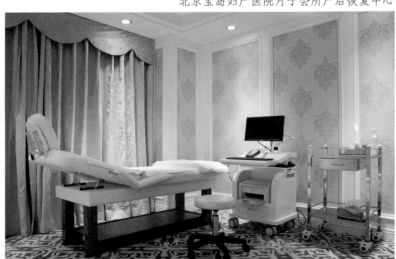

体得以彻底地放松和调理。对于面部肌肤，松弛比衰老更可怕，所以养成每天早晚涂抹护肤品的同时加入按摩手法的习惯，孕期十个月，就能让你赢来更加年轻、饱满的容颜。

另外，在怀孕3个月时开始关注月嫂、产后恢复机构的相关信息，因为好的月嫂不仅可以帮你带好宝宝，更能在你产后第一时间恢复体形、维持完美胸形上起到至关重要的作用，她的营养搭配经验也是你获取营养却不会长脂肪的关键所在。

运动在孕期是除了健康、美丽之外，第三重要的事情，好的运动习惯不仅帮你规避掉很多身材走形的问题，更让身体不泻力，产后直接恢复生龙活虎的状态。所以我自己坚持并鼓励朋友们游泳和练瑜伽，这也是众多专家和明星屡试不爽的安全运动方法。如果是临近中午的时候练瑜伽最好不要在阳台直晒，除非你涂抹好50倍的防晒霜，每次在20~30分钟为宜。游泳只选蛙泳泳姿，自由泳和仰泳的视野不够好，要记得时刻保护好你的肚子不被莽撞的人踢到！

怀孕给了女人修正健康与美丽的第二次机会，这是上天额外的赏赐！

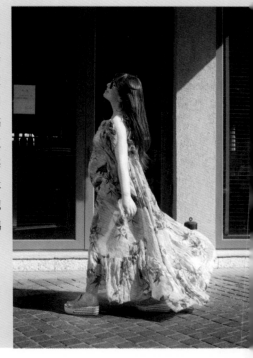

10 条计划做在生孩子之前

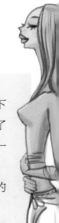

如果以上的事情你件件规划好，那还有什么理由担忧呢？只剩下好好享受生宝宝的悠长时刻了！人生虽然只有一次，但是怀孕却给了女人修正健康与美丽的第二次机会，这是上天额外的赏赐，让我们一起一边感恩一边变美吧！

→ 1.不要增重太多，只吃有营养的，别给自己的人生任何一个松懈的理由。

→ 2.在怀孕期间依旧买自己喜欢的收腰连衣裙和鱼嘴高跟鞋，时刻提醒自己要尽快穿回来。

→ 3.不要从一开始就因为怀孕而懈怠自己的工作，把自己当作和从前一样，充实的工作会让你感觉从未离开。

→ 4.从4个月开始恢复运动，快走、器械、孕妇瑜伽、游泳都可以搭配执行，不要让自己的体力下降。

→ 5.好好利用孕期审视自己的身体弱项，专心调理，比如习惯性便秘、肺火旺、脾胃不和、肾虚、失眠等，因为这个时候你的作息饮食都较平时更加健康和规律，也会补充更多的营养食物，所以是彻底诊治的好时机。

→ 6.给自己的皮肤一个放大假的机会，暂时搁置那些高机能却高风险的护肤产品，只用安全的保湿类产品和面膜，注意清洁，期待肌肤的二次新生。

→ 7.多补充富含胶原蛋白的食物，肌肤的衰老和胶原蛋白的流失有着最直接的联系，产后肌肤更加饱满有光泽，自然更年轻。

→ 8.从3个月开始涂抹预防妊娠纹的产品，胸部、大腿、臀部、腹部都要涂到。

→ 9.时刻注意保暖，子宫是女人的命脉，保护好它，你才拥有一生的美丽和幸福。

→ 10.最后，从开始拥有的那一个瞬间，好好享受上天给予我们的这份财富，它也许只有这一次，值得你好好珍惜。

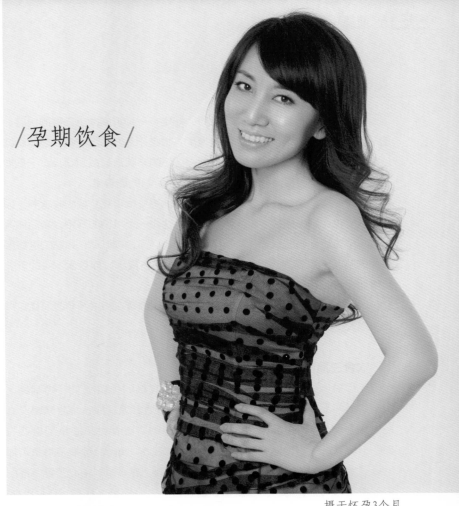

/孕期饮食/

摄于怀孕3个月

多余的一口不吃
多余的肉一斤不长！

　　我的书绝对不是告诉你怎么吃对胎儿更好，怎么吃更有满足感。我写的一切都是在健康、安全的基础上，告诉你怎么吃可以不额外地胖，而且帮助你建立一个产后易瘦的体质。不能一生娃成千古恨，从此被划归到大妈的行列。

孕早期（1~3个月）

当你看到验孕棒上的两条红线时，一定有一种瞬间冲上云霄的快感，那一刻，感觉自己终于可以为所欲为了，想吃什么好的就吃吧，想休息就休息吧，一切工作压力、老板的训斥、爸妈的牢骚通通成为浮云。于是你在一个月内约上各种局，昨天的女强人变身今日的美食家。

科学表明，无压的状态下，激素会让你的身体更充分地吸收营养。因此无数女生在刚刚怀孕之初就胖了10斤。这是一个可怕的开始，之后你就会有一个无法刹车的状态，胃越撑越大，我必须要告诉你，你吃的这些都是你的胎儿不需要的，因为在3个月之前，它还很小，你身体本身的营养足够他在前期吸收。

因此，不要给自己一个堕落的借口，一切维持在和未怀孕时一样。只是注意要尽量少饮酒和咖啡。

饮食三原则

·用最好的食材！尽可能地选择一些有机的优质蔬菜、奶制品、肉类、海产品，从源头上保证你摄取的蛋白质、氨基酸、维生素都没有经过太多玷污，没有太多添加剂。我选择的有机食材品牌是"诺亚有机"，可以选择它的套餐卡，每周专人配送2次，每次4种根茎类蔬菜如土豆、南瓜、洋葱等，4种叶菜如菜心、芥蓝、养心菜、空心菜等。搭配不限量香料如葱、姜、蒜、薄荷、迷迭香等。全部蔬菜都是当日早8：00前刚刚采摘的，非常新鲜！另外它还有自磨的豆腐、玉米面、有机猪肉等也可以一并选择。

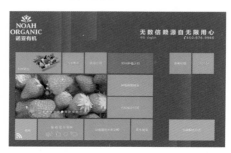

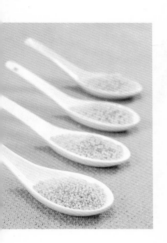

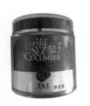

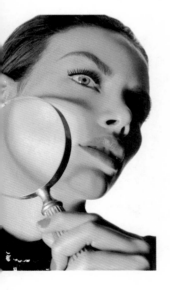

· 吃最适合女人的补品！如果有条件，每隔一天吃一碗燕窝，现炖的最好，在睡前服用，养肺滋阴润燥。怀孕期间也可以放心服用。海参更是补肾、养血的佳品，我在怀孕期间每天随餐服用一根（各人体质不同，具体用量请咨询医生）。很多人不选择海参是因为它吃起来不方便，自己泡发麻烦，一次泡发太多容易吃不掉浪费。我的经验是直接买即食型，有搭配好的调味汁，蒸30分钟再切成段儿就可以了，美味又方便。

· 营养要全面！如果你长期偏食、挑食，对于美丽和健康都百害而无一利。简单来说，每种颜色的食材对应一些功用，绿色入肝、红色入心、黄色入脾、白色入肺、黑色入肾。每天问问自己，是不是每种颜色的东西都吃了，这是最好的全面自检法！我当时咨询过一位妇科医生——平心堂的林旸。他郑重向我推荐两种最适合孕期吃的食物——牛肉和小米！他说这是营养最全面而且安全的补品！

· 防斑食物要提上日程！很多女人在产后留下颧骨斑的终身遗憾，除了遗传元素，有很多其实是因为孕期的一些不当的方法造成的。我是个极其重视防晒的人，不涂50倍防晒根本不出门，而且严格按照出门前20分钟涂抹完毕的原则进行，孕期更是连在家里阳台做瑜伽都要擦好防晒。另外孕期激素变化大，黑色素也更加活跃，所以要少食用色素多的食物，尽量多食用白色食物，如百合、马蹄、茯苓、银耳，能不加酱油就不要加了。另外我看了很多的资料，有不少专家说海参是目前为止防止长孕斑最好的食物。

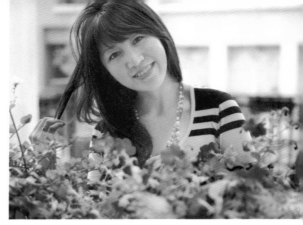

摄于怀孕4个月

孕中期（4~6个月）

很多女人从怀孕五六个月的时候开始觉得自己变丑，早上起来的时候眼皮肿得睁不开，皮肤更加容易敏感，便秘开始加重，怀孕的负面症状一一出现，这个阶段是保卫美丽最重要的时候，千万不能松懈！

补血最重要

我整个孕前期都面临着严重贫血的危险，前几个月每次孕检医生都会警告我，并开出铁片帮我外力补血。我心里明白，这是因为我之前为了控制体重只吃白肉、蔬菜，很少吃红肉的后遗症。所以在知道怀孕的消息后，我改变了自己的膳食结构，多补充牛肉、羊肉和各种动物内脏，其实多吃肉并不会让你迅速发胖，因为肉类的消化需要大量水分，可以帮助避免身体水肿。而且肉类消化时间长，不容易饿，也避免了很多零食的摄入。在这种调整下，我的血液指标在怀孕五个月的时候已经基本达标啦！

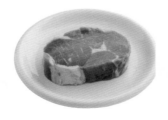
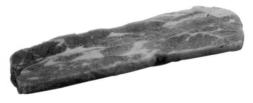

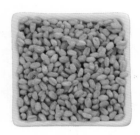

主食怎么吃?

如果我说,整个孕期我基本没有吃主食,你信吗?

怀孕前,我就很少吃主食,除了在早餐时吃些面包饼干,偶尔吃点面条外,碳水化合物基本和我绝缘。但是为了孕期的营养均衡,我很仔细地研究了很多明星的食谱,包括小S、张柏芝和很多国外的明星。最后我挑选出了三种可以作为主食的食物长期食用——玉米、红薯和糙米。

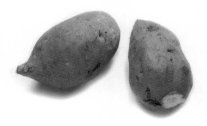

这三种有很强饱腹感的食物,令人发胖的可能性远远低于米饭、面条和馒头,而且富含粗纤维,口感又好。尽管没有菜浇饭的幸福感,但是这种幸福感和好身材比起来,不要也罢。

你可以将糙米用豆浆机打成糊,作为早餐,蒸糙米饭适合中午食用。晚饭则是红薯、玉米与各种蔬菜汤的完美组合。

对于孕吐比较严重的女生,可以准备一点原味的苏打饼干,千万不要把各种曲奇、麦芬蛋糕、牛角包、萨琪玛当零食,那简直是罪恶的深渊!

不要吃太多水果

曾经有一个月,我的体重比预期多长了2斤,和我的医生聊起来时,她觉得应该是水果在作怪。夏天大家都会吃很多的西瓜、蜜瓜降暑,但是这些水果糖分高,水分高,特别是在晚上食用的话,会默默地让你的体重飚起来!所以如果你特别馋水果,尽量不要在晚上吃!

画体重曲线表

从孕三月起,我开始认真记录体重并绘制一张体重曲线表。这种专门的孕期体重记录表,会给出体重增加的区间,提醒你上限在哪里,下限在哪里，你可以实时观察体重增加的速度是否均匀，一旦超重，就要稍微控制一点。一般理想的孕期增重是20-30斤，按照10个月计算的话，就是每个月增重2斤，最后1个月胎儿猛长，所以前期还是谨慎控制为好。

每天都要对抗水肿

我是从20周的时候开始觉得自己水肿的，每天早上我都会用高压锅煲一大锅红豆薏米水，装在一个很大的水壶里，喝一整天，连续喝两三天，基本上眼皮肿和脚踝肿的问题就会好很多。每天晚我上都会让老公帮我按摩小腿和脚踝20分钟，睡前把双腿放在墙上，再倒立20分钟，这样的话，水肿的问题就不会带到第二天。

备注：薏米性寒，怀孕前三个月尽量不要食用。孕后期请根据个人体质咨询医生后再食用。

便秘问题一定要注意

我本来就肠胃蠕动慢，很容易便秘，所以怀孕之前我就对这个问题好好地研究了一番，唯恐孕期加重。建议你一定要多备几套方案，不然常用一种方法也会失效。

1. 早上空腹喝一杯蜂蜜水，白天吃两根香蕉。

2. 早上空腹喝水果酸奶一杯，白天吃西梅半包（吃西梅的方法一直被我沿用到了产后，是我个人认为最安全有效的解决便秘的食疗方法）。

3.早上空腹喝一杯日本的青汁，白天吃一小包（十几颗）红枣。

4.早上空腹喝一杯酵素，白天多吃含纤维素高的蔬菜。

5.单独购买维果清等品牌提供的冷轧深绿色蔬菜蔬果汁，补充纤维素。

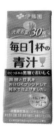
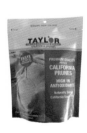
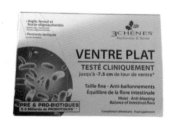

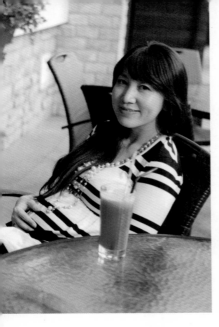

孕晚期（7~9个月）

肚子很大，很多事情都开始不方便，大到开车上班，小到剪个指甲，我的很多朋友到这个时候都在家安胎待产了，可是我还是闲不住，孕晚期我们都可以做点什么呢？

设计每天的食谱时间表——吃对时间很重要

其实并非吃得多就会发胖，每种东西都有它该吃的时候，例如你可以把碳水化合物放在早上吃，中午多吃蛋白质以及含维生素丰富的肉、鱼、蔬菜，晚上则吃些粗纤维的蔬菜和清淡的粥汤。不要以为光吃蔬菜就可以减肥又变美，蔬菜里面含有大量的水分，吃太多会让身体水肿，不利于减肥。而肉类的消化需要大量的水分，所以吃肉可以减轻水肿，这样搭配才合理。

同时，高热量坚果务必在下午茶或早餐时吃，水果在两餐间服用，晚饭后不要吃任何水果，也不要喝太多水。

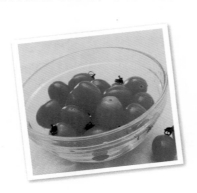

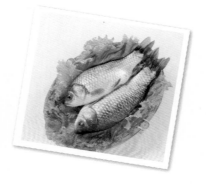

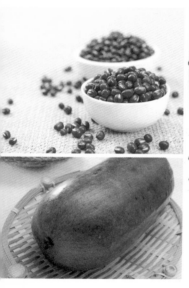
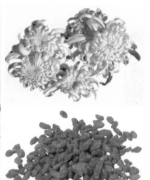
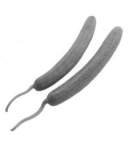

喝的东西要用心准备

　　喝的东西也很重要！大量不经意间喝进去的水可能加分，可能减分，也许你都浑然不知。准备一个大水杯，最好可以随身携带的，每天早上泡一大杯枸杞+西洋参或虫草水，补气提神，下午再泡一大杯野菊花或玫瑰茄饮，这样保证你彻底远离那些气泡水、碳酸饮料、糖水的侵蚀。

水肿得厉害怎么办？

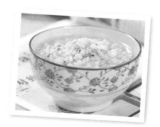

　　如果在孕后期你水肿得很厉害，也可以喝一些红豆茯苓薏米水，最简单的方法是买一个膳魔师的煲粥水壶，晚上睡觉前放几把进去，第二天早上随身携带，代水饮。平时饮食中多吃排水利尿的冬瓜、丝瓜叶，能帮助有效缓解水肿。

早餐7天推荐

1. 红豆百合牛奶+黑麦面包，去水肿补钙；

2. 牛奶麦片+黑芝麻粉+玉米，补钙，预防便秘；

3. 小银鱼鸡蛋羹，补铁蛋白；

4. 谷物面包+小米粥，补气补铁；

5. 银耳红枣百合羹+牛奶+红薯，预防便秘、润肺养颜、补血；

6. 青菜猪肝糙米粥+白煮蛋，补血、补充蛋白质和维生素；

7. 豆浆+荷包蛋+火腿片，补充蛋白质。

我的护肤清单

　　既然不能经常出去聚会了，我们大可以把更多精力用在养颜养生上，让每一天的护肤变成爱自己的幸福仪式，你会觉得自己越来越美！

· **Innisfree**火山泥面膜：每周一次清洁。

· 我的美丽日记面膜：酸奶草莓、黑珍珠、芦荟、绿茶都可以选择，每周一次保湿。

· 雅漾活泉水喷雾：泡水膜，每天早上一次，预防敏感，舒缓镇静。

· **Gaudalie**欧缇丽保湿系列精华、冰激凌面霜：可以作为白天的护理用，保湿效果显著。

· 植村秀深海水系列：我在孕期用了三瓶它的精华，非常安心。

· 黛珂**Liposome**保湿精华：多年常备产品，孕期当然也不例外。

· **Innisfree**三秒小绿瓶保湿精华：夏天涂上它，再涂一层防晒就可以出门了。

· **Astara**爱诗黛菈凝颜倍护精华霜：Liv Tyler、Jennifer Lopez孕期都必备的保湿霜，芦荟、芒果、热情果等纯植物配方，富含维生素E、透明质酸，安全高效。

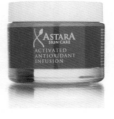

/孕期运动/

怀孕绝不是停止运动的理由

　　她们是我的同事，更是我的榜样，有些在我之前已经卸货完毕，立刻投入产后瘦身的精彩战斗中，一刻不停息；有些步我后尘迎来宝宝，更是大有升级版运动经和我分享，她们的故事我必须讲给你听。

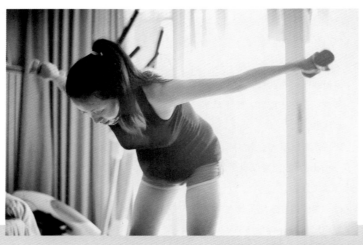

鲍芳 《时尚芭莎》专题总监

　　我从怀孕三个月开始做哑铃操，就是为了不让手臂变成大妈级的麒麟臂。我选择1.5kg的哑铃，每次锻炼15分钟左右，包括双手同时抓哑铃前举至肩高，侧举至肩高；高举哑铃伸直至头顶，侧向曲臂至肩高；单臂举高从头顶放在后颈；这四个动作简单易行。另外，我每天早上坚持做椭圆仪30分钟，这款仪器可以非常全面地锻炼到全身，而且不伤膝盖，是温和而有效的运动。

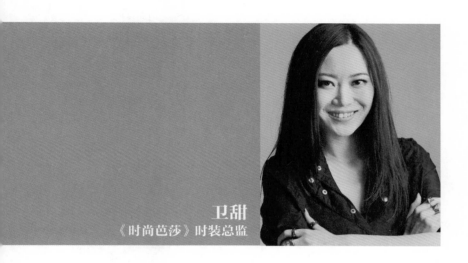

卫甜
《时尚芭莎》时装总监

　　怀孕前3个月时身体还很不稳定，不宜运动。到第四五个月的时候我就开始游泳，隔一天去游泳馆游一个小时，当然安全还是很重要，要小心地滑，必要时有人陪同最好。刚开始很累，没游多久就喘得上气不接下气，坚持下来就好了，一下水身体就变得轻盈，有胎动的时候宝宝也觉得挺高兴的，挺着大肚子游泳当然有无数人围观，常来游泳的人都知道我。这样坚持了大概4个月，怀孕到第30周时，医生就不建议再游了。

　　差不多与游泳同时，我开始做孕妇专门的瑜伽，在家看着录像教材跟着做，一天一个小时，一开始也累得要死，很辛苦地坚持下来了。但是这对生产非常有利，瑜伽强调腹式呼吸，锻炼肺活量，四肢也变得舒展灵活，生产的时候，姿势很容易做到位，体力也特别好，呼吸的方式对了，生的时候就毫不费力，我15分钟就成功顺产了！

　　另外想让产后的肚子迅速缩回去，月子里要坚持绑腹带，夜里睡觉也得绑着。这段时间吃得太营养会长膘，补得太多就难以瘦下来，想要产后迅速瘦身，一定要订月子餐。它特殊的烹饪方法，在保证营养的同时不添加糖和盐，以清淡的水煮蔬菜为主，每餐定时定量，你也许会认为这样的食谱清淡得难以下咽，其实不会，配套的还有下午茶甜点，一点也不会委屈自己。我连每天喝的水也是餐里特别调配的，要知道多喝水也会水肿。

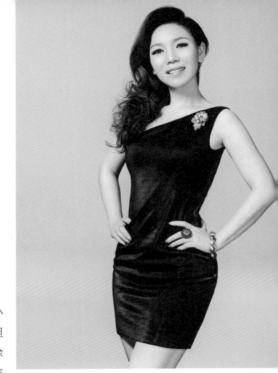

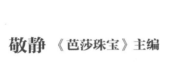

敬静 《芭莎珠宝》主编

　　怀孕8个月后身材再娇小的我也变得日渐沉重起来，但心情可是千万不能沉重的！除了保持从怀孕第一天起就坚信"一定会顺利，一定会美好"的心理按摩之外，我知道自己必须更努力地保持最佳状态迎接新生活。作为时尚女战士，又准备自然生产，我一直坚持工作到预产期前1周才休假，每天拍片、写稿、坚持穿好看的小裙子去上班的确很好地缓和了产前无谓的紧张。

　　虽然体重越来越重，我自己却没有太多的感觉，行动依然很灵活自如。因为是夏末初秋，那时的北京也没有雾霾，所以每天晚饭后的公园散步代替了孕中期我比较喜欢的瑜伽作为主要的锻炼方式。我可不是那种你想象中移动缓慢的孕妇哦，而是穿着舒服的裙子和鞋子，以正常偏快的速度在散步，而且持续1个小时并不觉得累，反而是跟着我的家人总吵着要歇会儿。

　　还有一个非常适合孕后期来做的按摩我很想要分享给大家。因为比较担心产后乳腺炎的问题，我查阅了很多中医的书，每天坚持从上至下按摩脚背的中指与无名指之间的穴位，以及胸两侧的穴位，后来真的度过了非常愉悦的哺乳期！虽然并不能确定是按摩产生的主要作用，但是在各方面做足准备总是让心情很坦然！

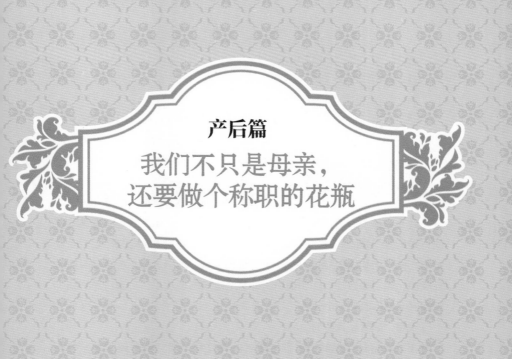

产后篇

我们不只是母亲，
还要做个称职的花瓶

/ 最 想 说 的 话 /

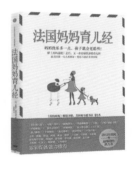

在我没有看到《法国妈妈育儿经》这本书之前，我真的不知道，原来我的育儿逻辑和奥巴马夫人一样前卫和时髦。

就像法国女人永远不会胖一样，这本书里的法国妈妈同样是一类奇葩。她们从不会为了孩子而诉苦飙泪，她们的孩子从没有夜啼和夜间多次醒来的烦恼，她们的午餐时间井然有序，绝不会狼狈到追着孩子到处跑，她们生过孩子还像一切都没有发生过一样，穿着包身的优雅小黑裙，蹬着最时髦的红鞋底，涂着精致的口红和指甲，推着最拉风的婴儿车，公园日光浴成了她们展示魅力的另一个战场。

我想，这就是我要的生活。

在我没有怀孕之前，就曾经写过一篇文章，我绝不希望成为一个为了孩子牺牲自我的妈妈，她应该是我生活中的锦上添花，但不会改变主旋律。所以我会去精心寻找并管理我的月嫂和保姆，利用零散时间在App软件和书籍上学习各种育儿知识，以便监督保姆完成每个时间节点的任务，但我绝不会为了她牺牲我的睡眠，牺牲我的健身时间，牺牲我的朋友圈，因为如果这样，我就也彻底失去了自我。

所以在产后的5个月，我毫不犹豫地打了Botox瘦脸针，彻底告别孕期的臃肿脸型，我的目标清晰明确，我希望每一个接下来看到我的人，都发出由衷的感叹：你瘦了好多呀！脸好小呀！对于一个30+的妈妈，快速地

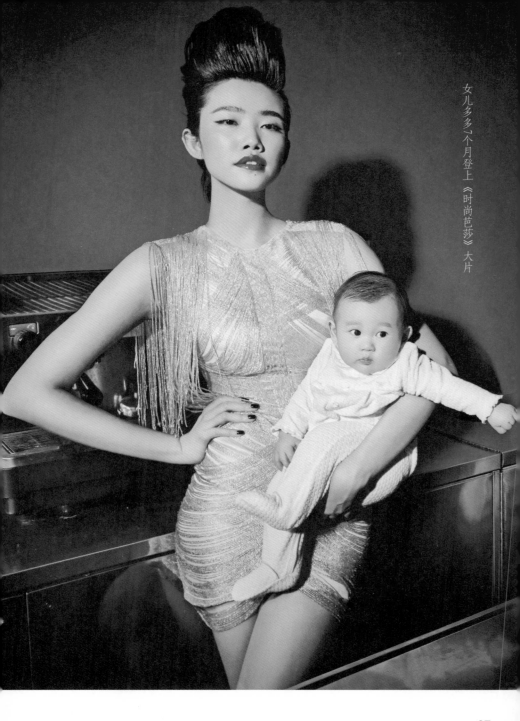

瘦下来并没有那么容易，而且太快减肥皮肤会更加松弛并流失大量胶原蛋白。所以没有真的瘦，但是显瘦就要上些非常手段了。Botox不仅完美隐藏了我的咬肌，而且让我的脸颊轮廓线分明和紧致。

接下来我准备再尝试一下第三代的热玛吉Thermage，第一代2年前曾经体验过，对法令纹、眼底纹、鱼尾纹的效果相当不错。这一次痛感减轻但效果增强，这个医疗版的电波拉皮一定不会让我失望的！

游泳锻炼仍在继续，为了瘦身而运动总是相对枯燥的，但如果将学习融入其中，就大不一样了。所以我找教练报了为期10节的自由泳课，它对于肩背酸痛、加强腹部力量、瘦腿都有着完美的锻炼效果，才练了两次，我就很好地掌握了基本动作，这让我超级受鼓舞、有动力！而且回到家，下背部的肌肉明显有被锻炼到的感觉，肩部的紧绷感也缓解多了。

我们不只是母亲，我们首先是女人。女人就该做一个称职的花瓶。这是一切的基础，打扮好自己，修炼好自己的女人味，是最重要的事，接下来我们才是母亲，要相夫教子。

本章我找到的每一个女人都生活在我身边，她们和我一样崇尚着"样样都要好"的人生哲学，她们每一个都和明星一样光彩照人，在美肤、塑身、平衡事业与家庭多个方面有着自己的一套经验谈。我们都一起希望，下个母亲节，是你为了"要还是不要"最后一个踌躇的节日，更完美的生活就在不远的前方。

年轻瘦VS熟龄瘦：方法大不同

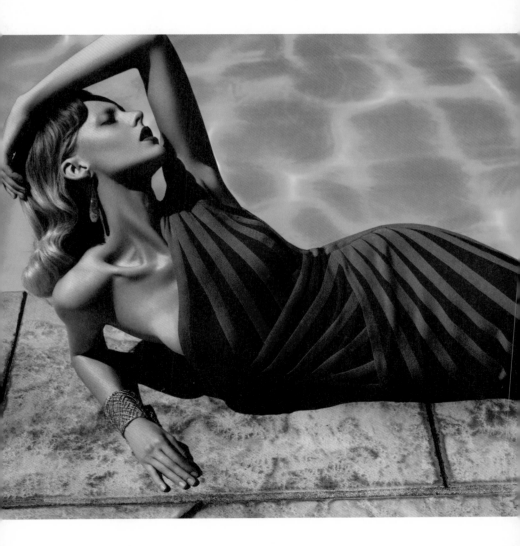

	年轻	熟龄
肥胖原因	生活习惯不规律，作息不正常，暴饮暴食造成代谢紊乱	自然规律，运动少，压力大，内分泌紊乱
部位	全身	腰腹，大腿，臀部
瘦身速度	快，因为年轻人代谢快，只要密集锻炼很快就可以瘦身成功	慢，因为代谢能力低
瘦身方法	生活要规律，饮食规律、清淡；进行强度大一些的运动，有氧和运动器械搭配；可以一次1小时只做有氧运动，下一次1小时只做器械，这样效果更好	抗阻力锻炼，增加肌肉含量，提高代谢力，再去减脂，所以一开始应是力量为主的训练
瘦身周期	比较快，效果明显	比较慢。因为一开始是力量锻炼，所以不会在体重上有明显变化，但是锻炼部位摸起来会硬一些，因为肌肉变多，时间长了，才会有瘦下来的感觉
松弛问题	没有这个困扰	松弛是因为肌肉少，脂肪多，地心引力让肌肤整体向下垂。力量练习可以让肌肉和皮肤都处于收紧状态，这样才有年轻感
适合的运动	所有运动	游泳，因其对于颈椎、肩膀痛都有非常好的缓解作用；壁球，急停可以明显提臀，而且趣味性强；TRX身体悬挂训练，是360度的立体训练方式，可以锻炼小肌肉群，锻炼不枯燥且姿态优美

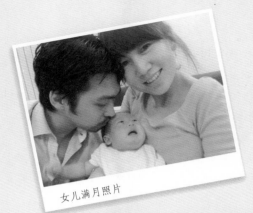
女儿满月照片

瘦身从坐月子就要开始

这篇文章写于我坐月子期间，所以具有非凡的意义。一方面它意味着坐月子只是身体坐，脑子不能傻掉；另一方面瘦身这件事的确是女人一辈子的事业，没有一个月是例外。

从医院回到家，我立刻把自己珍藏已久的各种宝丽来照片翻出来，贴在婴儿房的墙上，今后的一个月，这个房间估计是我逗留时间最长的地方，所以我需要在每一次进来时都看见自己身材无比美好的往昔，并且让每一个来看望我的人都不由自主地说一句，"你那时候好瘦呀！"以此来激励自己。

很多年没有系统地减肥了，每一次做瘦身选题都拿身材比较丰满的同事练手，让她去体验这个体验那个的，这次终于可以尝试亲自上阵，哈哈，有点儿小激动！

先从吃上把好第一关

很多女人在怀孕期间大吃大喝，觉得人生终于有一次机会可以放纵，可不能错过，但是我没有。我依旧坚守着天蝎座的自律精神，没有喝任何碳酸饮料，没有在晚上吃甜食和水果，没有吃太多主食，坚持游泳和散步到37周。坐月子期间，我参考了小S的菜谱，以蔬菜和鱼为主，以玉米和红薯为主食，荤汤都把浮油去掉，并且每天不超过2小碗。其实很多女孩胖都是因为水肿，这和孕妇有点类似，一定要多喝红豆薏米水，用薏米饭代替白米饭。女孩可以经常饮用补血又养颜的"四红汤"（孕期不可以喝），红枣+山楂+枸杞+红糖，如果体寒还可以加些姜。我现在真心觉得，坐月子对女人是一堂极难得的课，你可以好好地对待你的身体，认真地学习各种养生知识，这对于今后一生的美丽和健康都是弥足珍贵的。

纱布、瘦身精华、运动一个都不能少

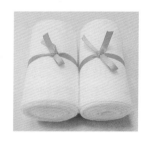

不要觉得一切从喂完奶才开始，那就错过了最难得的瘦身期。因为我是剖腹产，要等到伤口不疼了才能缠纱布，不然的话，建议你从产后一周就开始，因为纱布比腹带更贴合更紧，不仅帮助你的子宫收缩，防止下垂，更对瘦腰减脂有着很高效的作用。

至于瘦身精华，因为有一些里面含有薄荷成分，感觉有点凉，所以可以先抹在大腿内外侧和臀部，腰腹部位晚些时候再涂抹。涂抹的时候量要比平时大，配合打圈和揉捏的按摩手法，控制在1个月1瓶（200毫升）的用量。

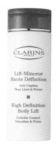

◄ CLARINS
High Definition Body Lift
纤体精华霜
￥460/210ml

月子里就开始的运动我推荐三个。第一："美臂操"。单手握一听可乐，伸直在头顶，屈臂到头后的位置，再直臂高举至头顶，重复25次为一组，可以非常好地锻炼上臂后侧的赘肉，两臂各做3组。第二："翘臀操"。身体站直，手扶在桌子或椅背上，腿向后踢，感觉你的臀部后侧和大腿后侧收紧，每条腿做30次，各做3组。不管是孕妇还是久坐办公室的白领，都有下盘臃肿的烦恼，这个非常简单的

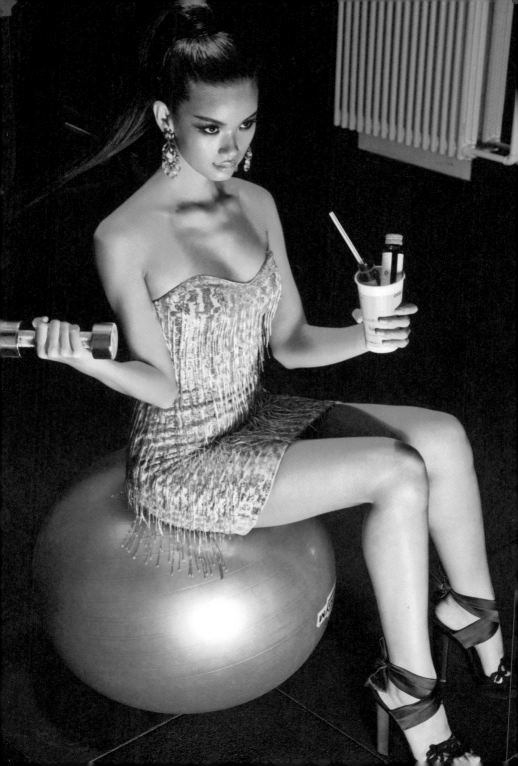

运动坚持两三个月，就可以有非常好的瘦臀、翘臀的作用啦！第三：瑜伽里面的"金字塔式"。两手和两脚分开与肩同宽，撑在瑜伽垫上，臀部向天花板的方向举起，整个呈金字塔形状，注意后脚跟尽量接触地面，头和肩部尽量下压，这是很经典的全身消水肿的姿势，尽管练起来并不那么轻松，但是循序渐进地练习，收效显著。

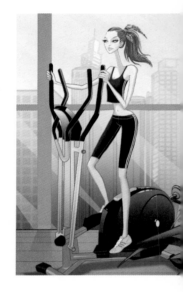

各种专业疗法走起来

因为怀孕期间运动量不大，所以产后运动减肥会感觉非常疲惫，难以坚持，建议孩子满月后让专业的健身教练来帮你制订身材恢复的计划，并有效地督促你。游泳是最好的修身减肥方法，产后三个月在水温29~30℃的游泳馆进行最好。

产后一个月可以开始全身的推油按摩护理，选购一瓶具有紧致效果的按摩精油，每周2~3次，加速你全身的循环和代谢能力，运动之后实施效果最好。

专业纤体机构的爆脂仪、捏脂按摩针对的部位更加集中，可以有效弥补以上大面积的瘦身方法顾及不到的部位，例如副乳、大腿内侧。

美容医院的"埋线疗法"是大胃王产妇最好的选择，埋线之前的穴位按摩和针灸可以帮你很好地控制食欲，再好的减肥方法如果饮食失控，也终将无法修成正果。

有了以上全方位的瘦身计划，我就不信自己瘦不下来！而且健康地瘦、瘦身不缩胸、全身不松弛，才是我这一次瘦身大计的终极目标！

▲
CLARINS
Body Treatment
Oil Tonic
调和身护理油
￥460/100ml

◀ **MumsBellyOil**
产前产后肚纹油

要减肥
养成习惯最重要

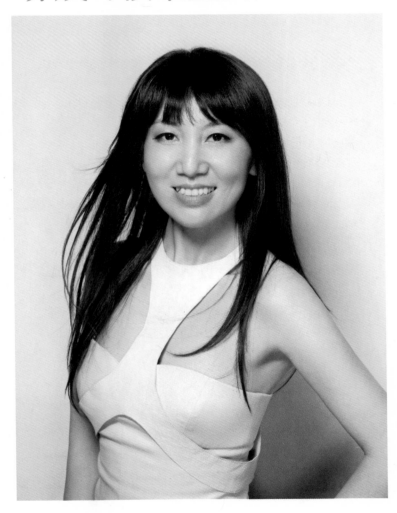

减肥必备的 **10** 种习惯

everyday

对于减肥，我的态度是所有办法一起上，你至少应该知道10种减肥方法，涵盖医学美容、运动、节食、居家小窍门、减肥药、按摩等所有范畴。以下是我可以做到的，你呢？

→1.从不吃垃圾食品，包括膨化食品、麦当劳、薯条等快餐。

→2.从不碰碳酸饮料，告诉自己，甜食是用来安慰受伤心灵或者庆功的，只有这两个条件满足时才可以吃。

→3.每天早上喝一杯蜂蜜水或青汁，排毒清理肠道。

→4.每一顿饭如果吃了主食就不吃肉，反之亦然，这样你既不用节食也不会暴饮暴食。

→5.不要吃太多水果，糖分太多，既不利于减肥，还加速老化。

→6.晚上看电视的时候能站着就站着，坐着的话就用拳头敲打大腿小腿两侧来帮助胆经、胃经的循环排毒。

→7.把推油按摩和经络按摩作为家常便饭，至少每两周做一次，帮助你的身体代谢。

→8.如果你有便秘问题，要搞清楚是肠胃动力不足、容易肚胀，肠胃蠕动慢，肠胃因为经常吃辣的有炎症，缺少益生菌，还是宿便太多堆积在大肠？找到原因后对症下药，才能彻底解决问题。

→9.养成每周至少运动一次的习惯，跑一小时步，或上一节有氧操课或游泳一小时都可以。

→10.App上很多小软件都是你的瘦身好帮手，如很动感有氧的Nike training、按照每块肌肉锻炼的iFitness、最专业的普拉提教练李欣带来的"时尚普拉提"、瑜伽爱好者轻松易行的Pocket Yoga，都是只要坚持，在家也能完美塑身的好方法。

产后三个月：
定制级塑身疗程

很多项目并非一劳永逸，你要有长期作战的打算，这几个疗程你可以按照6个月的周期来计划。

壁球

打壁球是我最早开始定期尝试的一项运动，因为它单人就能启动，运动量偏大，可以活动全身，而且对技术的要求不是太高，菜鸟也能自娱自乐。所以有瘦身急迫需求的MM可以把它当作有氧前奏，凯宾斯基酒店的壁球馆场地多人少，除了每周二、四、六有壁球协会专场外，其他时间还比较好约。不过这项运动的缺点在于它仍旧属于单边运动，太过投入会让你的一侧手臂粗壮。另外单指望它来局部塑形不太现实，仍需配合下面很多功课。

肠排

肠排这个东东不知道你有没有听说过？就是有点像灌肠一样的排毒疗法，将500毫升左右的有益菌群灌入你的肠道，然后忍耐15分钟左右，这期间美容师会和你聊天、捶打双腿分散注意力，接下来你就会彻底地和你的宿便告别了！这种方法非常适合便秘的女生，但是不要太过频繁尝试，会形成依赖。还是要让身体养成良好的新陈代谢机制，偶尔肠排清理宿便而已。

经络按摩

经络按摩是大部分美容院都会有的项目，我四五年前就开始在各种美容院体验，但是平心而论，我觉得效果不大。它号称可以疏通经络，缓解身体酸痛，同时调理循环，让代谢更顺畅，兼具减肥效果。但是我定期尝试后，并没有太明显的感觉，很多时候身体的青紫酸痛感远远大于收益。

手工捏脂

手工捏脂是不是听起来很靠谱？再加上范爷每次活动之前都去某神奇的卫生条件很差的地方捏，更让这个名词添了几分神秘色彩。在我体验之后，除了大面积肌肉酸痛和淤青之外，我并没有感受到传说中的神奇。但是原理上讲，脂肪是可以游离的，如果可以坚持长期不懈的按摩，将副乳、大臂等处的脂肪推到胸部，将腰腹处的水分推到淋巴位置，并最终代谢掉，这个逻辑是成立的，但是需要长期坚持才能见效。

埋线

还有哪个女明星没埋过线吗？我在试了以上比较温和的方法之后，终于拜访了在娱乐圈超有名气的某医生的府邸。据说他为无数在减肥的苦海中找不到方向的人带来了福音，我自然两眼发亮，又像从未受过伤害的单纯的小羊羔一样躺上了治疗床。

医生在了解了我的身体状况、生活习惯和需求之后，为我把了脉，然后选取了约20个穴位下针。被扎的感觉倒并不可怕，和小时候打针的感觉差不多，只是破皮之痛，不过在脂肪很少的位置例如后背、颈椎、小腿（因人而异）痛感会更加明显。之后他明确要求一周内不能喝酒、淋浴、吃海鲜、做剧烈运动和按摩，并配了每日三次的口服小药丸。在回家之后的3个小时左右，我开始明显地感觉到双腿非常酸痛，像肌肉拉伤，不能碰也不能挪动，只能躺在床上，我当即了解了其他病友们的感受，有的说像灌了铅一样沉重，有的说每个针眼都开始肿胀，并持续多日，有的说肠胃和颈椎开始疼痛很麻，有大面积淤青，总之，都不好受。至于他配的药片，主要是帮助代谢和抑制食欲的，所以我认为并不健康，虽然能快速瘦，但是治疗结束后食欲恢复更有可能反弹。所以我没有服用，就想看看光埋线会不会也有效。在治疗后的一周内，我明显感觉新陈代谢加快了，每天有点拉肚子的嫌疑，到时间不吃东西也不觉得饿，一周后，水肿减轻

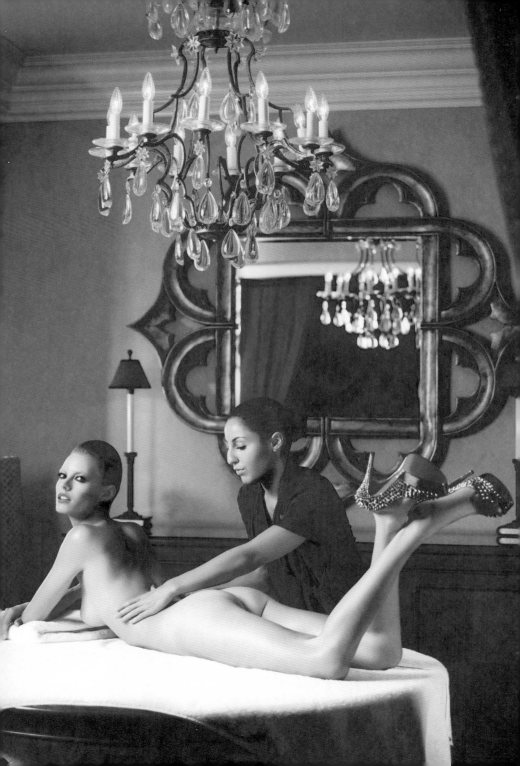

是最明显的，以前手指根本带不上的戒指现在很轻松地套上了，体重没有太急速下降，轻了两斤而已。看来，埋线对于减肥是有一定的辅助作用的，但是不要指望它能让你脱胎换骨，欲速则不达。

射频紧肤

没有高科技怎么像我的风格？所以我最后一个选择的是射频紧肤疗程，它就像一个小熨斗一样，为深层的细胞加热，帮助细胞快速运动，促进水分代谢和胶原蛋白的产生，并让脂肪细胞排列得更加紧密，从而达到收紧效果。不过这个项目也并非什么神器，当时你会觉得皮肤很热，摸起来有更紧致的感觉，即时效果大于长期效果，所以需要多次治疗。另外只要探头和肌肤接触不紧密，就会发生灼伤的状况，我的侧腰就被烫出了两个小红斑，大家在尝试的时候要格外小心。

说到这，你也应该恍然大悟了吧，其实这个世间并不存在什么可以让你快速瘦、完美瘦的神器，适当地控制食欲，配合运动、仪器、手法等外力一起作用，就能收获你要的完美身材。

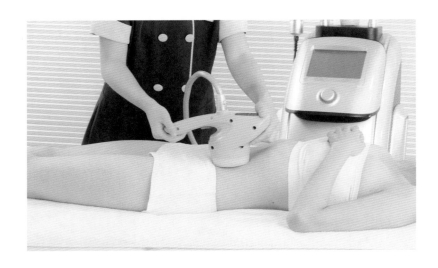

减肥中的"绝不"法则
don't

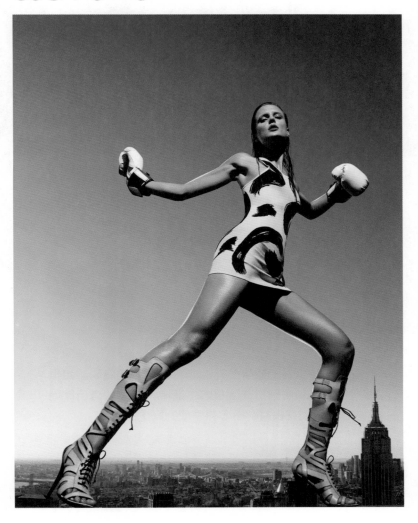

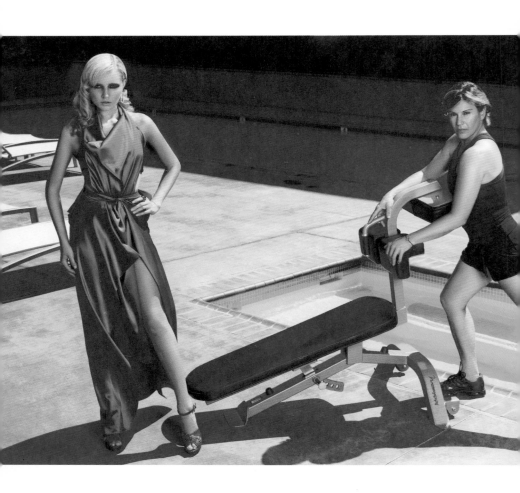

很多事，并非要到怀孕这样的非常时期才能启动。如果你能够把"绝不"法则扩充到日常生活中，并且认真自律地坚持下去，就是对好身材一份零存整取的好投资！

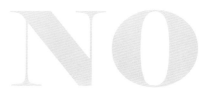

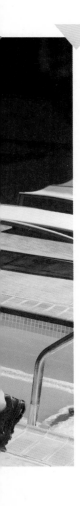

1.绝不能靠不吃来减肥

不是不吃，而是要吃对身体好的东西。好的蛋白质、高纤维的食物、碳水化合物放在早上吃，每天服用有利于对抗皮肤和身体衰老的营养素。减肥和塑形绝不是靠不吃达到的，吃是为了保持身体的健康和能量，而好身材是合理运动+其他雕琢曲线方法的结果。

2.运动绝不能单调，不然就会无法坚持。将器械、跑步、瑜伽、球类几种运动搭配进行，每周两项。

3.绝不能指望一个运动是全能的。仪器塑形要搭配。很多部位是靠运动很难短期塑形成功的，例如副乳、大腿内侧、后腰两侧。但借助电波拉皮、M6等经典的塑身仪器却可以达到很好的收紧效果。

4.绝不能以缩胸为代价减肥。有曲线才是好身材，也就是说胸部挺拔丰满，腰细，屁股翘才是好身材的标准，绝不是一味地瘦就万事大吉了。所以以后去美容院记得认真了解丰胸的专业项目，脂肪是可以游离的，好的按摩师可以帮你把副乳、大臂下侧的脂肪经过长期按摩游离到胸部，达到丰胸效果。健身时记得每次做3组锻炼胸大肌的器械，帮助这里的肌肉更加有提拉的力度，进一步逆转下垂。

5.不要排斥高科技手段。有的时候我们必须要有秘密武器。你以为明星生过孩子后35天就恢复少女身材仅仅是靠饮食与运动吗？吸脂这样的秘密武器该上的时候就得上。现在韩国的吸脂手术能够做到上午做完手术，下午就去逛街，痛苦小，恢复时间短，而且不会有凹凸不平的困扰，所以实在搞不定你的顽固脂肪，还得靠猛药。

并不是说只有管住嘴、迈开腿才叫自律，才叫好习惯，只要是为了一个美丽的终极目标，无所不用其极，每一分每一秒都在尝试，都在努力，我觉得都是对自己的美的一种自律的表现。

明星好友的运动支招

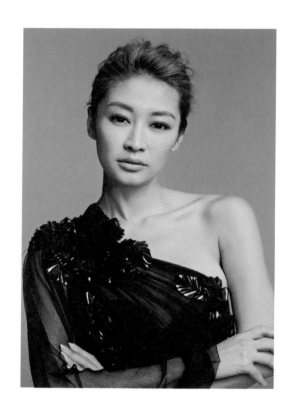

1 和梁静大聊产后减肥

Q武宗杨：你保持好身材最关键的是什么？

A梁静：长期以来的好习惯最重要。我从小到大都喜欢健身，对自己的身材很在意。所以我在怀孕的时候身材就是处于紧致的状态，这让我的肌肉本身的弹性记忆很好，这样它在产后就会想着收缩回来。

Q武宗杨：如果胖了，你觉得最好的瘦身方法是什么？

A梁静：我酷爱游泳，每次游1000米左右，隔天一次。不过要循序渐进，不要一开始就给自己定一个非常高的目标。生完孩子坐完月子后就应该开始健身，比如做做瑜伽，散步之类的。不要等到哺乳期完全过了再说。

Q武宗杨：吃上你会注意什么？

A梁静：很多人生的时候不胖，但是坐完月子却发了起来，就是因为吃得太好了。我在怀孕的时候就只吃两餐，中午起来就只喝汤吃青菜，下午吃些水果，晚上正常吃。

生完之后也吃得很清淡，主要是专业的月子餐，并且只吃很少的主食。而且有些女孩因为想生两个孩子，所以在第一个生完，准备要第二个之间非常放松自己，觉得反正也还会再胖，我觉得，我们不能因为这个理由就放松自己，而是要随时保持运动，保持好身材。

Q武宗杨：想要身材紧致你会怎么做？

A梁静：快走和器械。快走调到5.5速度左右，手臂要充分摆起来，然后爬坡，逐渐提高坡度，时间坚持到40分钟以上，达到燃脂效果。爬坡和爬楼梯是非常好的提臀方法，这可是我多年坚持的感受！

Q武宗杨：减肚子你有什么好的动作建议吗？

A梁静：减肚子其实有几十种动作，最简单的一个就是坐在椅子上，抬起双腿，在身体两侧来回摆动，做几下你就会有感觉，侧腰也能练到！

Q武宗杨：大臂松也是很常见的问题，你会怎么练？

A梁静：我最喜欢用健身带，就是有弹性的、一米长的那种，可以压在脚下或臀部下面，手臂举过头顶，然后向后屈肘，练习手臂后侧的赘肉棒极了！

2 超模辣妈刘丹：低卡少盐甩脂肪

产后不到一年就顺利复出的辣妈刘丹说："水肿是我瘦身的重点和难点，通过健身+经络按摩+严格控制饮食，9个月甩掉40斤！"

月子期开始控制饮食

"我本来瘦瘦的，不属于易胖性体质，所以怀孕期间我根本没特别注意保持身材，该吃吃该喝喝。我选择在国外生产，但每天吃的都是中餐，一次汉堡薯条都没碰，而且孕期该忌口的东西（如螃蟹这类凉性食物）我也是一口没吃的，当时就想着生完后再减肥吧。生完宝宝后我胖了40斤，看着同行里的好友在当了妈妈后很快恢复了身材并复出走秀，我也开始了自己的产后瘦身大战！当时我在美国住在中国台湾人开的月子中心里，每天醒来第一件事就是缠他们从台湾带来的腹带，就是那种没有弹性的纱布，一次缠2卷左右，一圈圈地将腰腹紧紧裹住，睡觉时再摘下来；此外还按时吃月子餐，大多是一些汤汤水水，让妈妈能顺利下奶，也不积累身体脂肪，其他零食从来不吃，出了月子后，我的体重就下降了十几斤。"

产后3个月开始运动

"由于我是顺产，生完孩子后体内很多地方都在慢慢恢复，还承受不了剧烈运动，所以我在生完3个月后才开始做一些轻微的伸展运动，例如瑜伽和普拉提；6个月后开始去专门的健身会所找教练帮我制订运动方案，每天锻炼的项目都不一样，除了针对胳膊上的拜拜肉和腰上的赘肉外，还能帮助我整体瘦身。这种锻炼贵在坚持，万万不能偷懒，我当时每周只休息一天，剩下的时间每天都去健身。饮食也从一日三餐减到一日一餐，不再吃任何主食，只吃低卡的三文鱼和蔬菜水果，还要少油少盐，过咸的食物也是肥胖的原因之一，这样吃下来我由于喂奶而被撑大的胃部也渐渐变小，每次运动完感到饿了，我就喝一瓶酸奶或者吃一些水果，完全避免高卡的油炸食品和红肉，2个月后我已经基本回到了产前的体重啦！"

经络按摩立刻告别产后水肿

　　"有次和我的好朋友吕燕聊天，我俩不约而同地认为水肿是产后瘦身的最大克星，即使你的体重减下来了，但水肿却依然让你在镜头里看起来很圆润。我的秘籍就是经络按摩，由美容院里专业的美容师用一根轮棒帮我刷经络排水排毒，先在我要去水肿的地方擦上精油，再用轮棒按摩，一个部位一按就是一个多小时，虽然很疼，但是效果特别明显，我有朋友生完孩子没有运动就靠这个减下来的呢，而且还能得到瘦身、去水肿、紧实皮肤三重收获哦。"

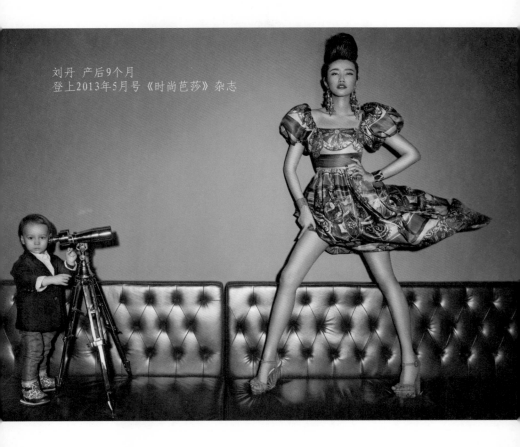

刘丹　产后9个月
登上2013年5月号《时尚芭莎》杂志

产后康复大师支招——
和张晓东博士聊瘦骨盆

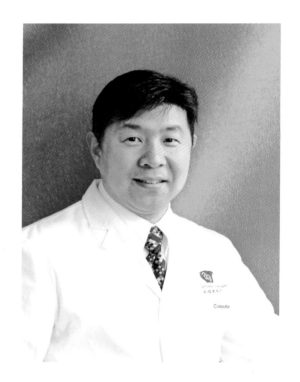

产后半年，我连最合身的那件连身裙都狠命裹进去了，可是没有一条牛仔裤可以穿得进去，为什么？到底是为什么？腰已经回到2尺，可是大腿外侧、后侧、胯骨怎么也瘦不下去，在我几近崩溃的边缘，张博士像一根救命稻草一样，出现在我眼前。

Q武宗杨：为什么产后我的胯变大了那么多？

A张晓东：怀孕期间，因为胎儿的缘故，整个骨盆外围，包括前面、两侧、后面，会变宽3~4厘米，再加上增加的脂肪，胖上七八厘米的围度是非常有可能的。这个部位会比腰和胸瘦得更慢，所以就算过了大半年，胯骨可能还有四五厘米的差距。

Q武宗杨：那我的胯还有可能瘦回去吗？

A张晓东：刚刚生完孩子很多医生都主张绑腹带，主要是固定你的骨盆，一方面收胯，一方面防止错位。

就算不做人为的干预，胯也会回收一些，但是容易出现一些问题，例如骨盆的错位，今后出现疼痛。如果去做专业的骨盆复位，回缩两三厘米是没有问题的。

Q武宗杨：缩骨盆治疗疼吗？

A张晓东：不疼，因为它只是回到它应该在的位置。整个矫正的过程中，你能听到骨骼发出像手捏雪球的那种声音，咔吧咔吧的。如果不是特别严重的话，通过2~3次，可以达到复位。

Q武宗杨：整个骨盆瘦身的方法除了缩骨盆的正骨手法，还包括什么？

A张晓东：刚刚生完孩子，人会胖胖的，我们会将胶原蛋白的乳剂导入到筋膜层，让人先紧致起来。接下来解决水肿的问题，其实很多美容院减肥都是在解决这个层面的问题，不管是汗蒸、按摩都是，但是过度地排水会大大伤阴，让人体内的津液变少，眼睛干涩，口干。所以不宜大量排水，而应疏通淋巴水道，自然地排水。第三个步骤，我们再去解决腹腔壁上的淋巴系统，也就是揉肚子，疏通淋巴。但是这个时候还不去动脂肪，因为母乳还会自然地代谢掉6~7斤的脂肪。第四个步骤，我们会用理疗导入燃脂酶，再去溶解掉你身体里多余的脂肪。

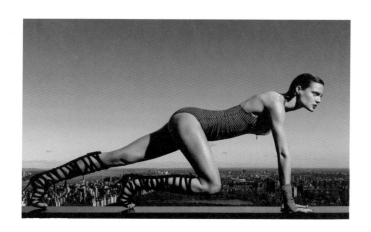

Q武宗杨：溶脂酶是什么原理？

A张晓东：我们使用的溶脂酶、燃脂酶能促进脂肪水解，也就是让脂肪变成水、甘油和脂肪酸，这样才有可能通过肠道、小便被彻底代谢掉。客人们当时不会有明显的感觉，但是3天后会觉得明显瘦了。它对于皮下脂肪效果好，对于内脏脂肪基本无效。

Q武宗杨：电波拉皮这类仪器您觉得对于瘦身效果如何？

A张晓东：电波是一种射频，一般会将身体加热到40~50℃，就像给一块黄油加热，黄油就会变形，同理脂肪在这一温度下会变形，从腰移动到臀部或腿部。所以它们的确可以塑形，但无法减肥。

Q武宗杨：什么时候可以开始做骨盆修复？

A张晓东：哺乳期之后。不然你减肥之后，皮容易松，还得再去紧肤，所以哺乳期之后再做这个疗程最好。

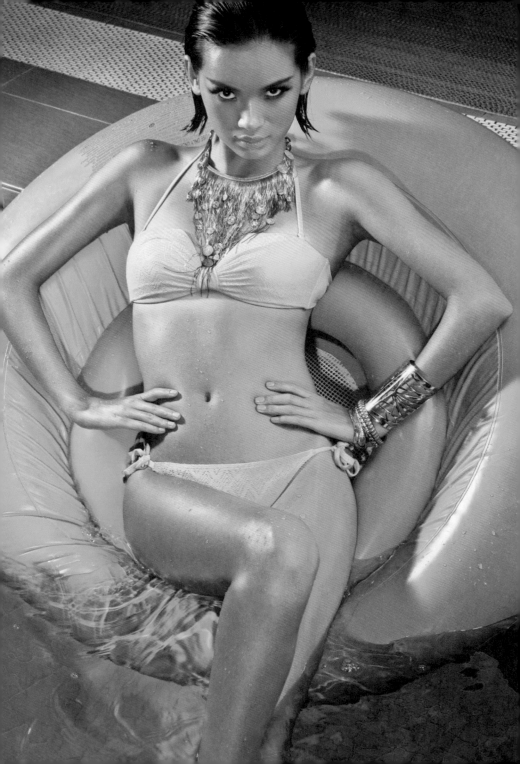

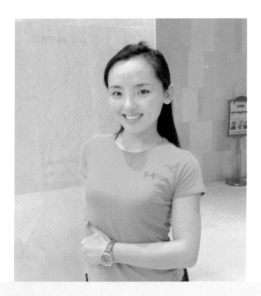

围度比体重更重要——
和金牌教练冯婵聊健身

　　认识冯婵已经是2年前的事了，当时我生完宝宝4个月，而她已经是3岁男宝宝的妈妈，身材依旧紧致、火辣，和少女无异，所以我们立刻找到了无限共鸣。而且我对于她提出的减脂不减胸、提高体能远比减脂更重要、女性专属柔韧度和体态锻炼等很多理念都非常认同。我现在还记得，第一次体验她的私教课，我45分钟下来就虚脱了，躺在垫子上10分钟缓不过劲儿来，出虚汗，没劲儿，把自己都吓到了。但是今天，我已经可以连续平板支撑2分钟，普通的私教课上下来一点儿不觉得累。能有今天这样的成绩，是我们两个人一起努力的结果，先来看看她的独家箴言吧。

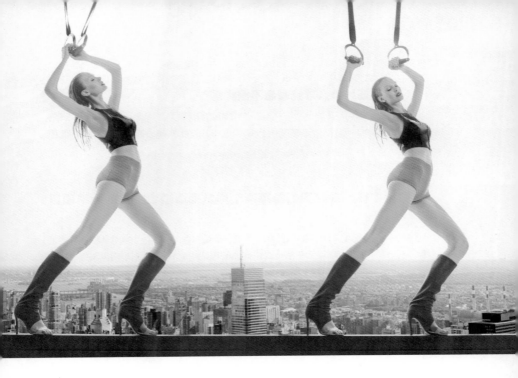

Q武宗杨：很多人都说坚不下来，怎么办？

A冯婵：对于没有健身习惯的人，最初两周最重要，最好可以保持隔天一次的私教课程频率，让身体感觉到你的改变和需求，只要坚持过最初两周，就可以建立初步的运动习惯。

Q武宗杨：为什么练了一两个月，没感觉到体重降呢？

A冯婵：其实在私教眼中，提高体能远比减重更重要，只有体能增加了，才能让你身体的基础代谢能力提高，从此可以一劳永逸地让你变成不易胖体质，这远比一开始减下10斤体重重要得多。所以特别奉劝女人们，不要着急减重，特别是产后，身体虚，更加不能着急。

Q武宗杨：应该如何和教练商量健身计划呢？

A冯婵：还是要把你的需求说清楚，比如你是想局部塑形，还是想整体减重，而且有什么关节或部位有伤，一定要提前说。我个人觉得，不要每天量体重，但是可以准备一把皮尺，关注自己的围度曲线变化。

Q武宗杨：怎么才能减脂不缩胸呢？

A冯婵：不要拼命跑步，跳绳，可以做椭圆仪、练登山机、骑单车来增加有氧运动。另外，胸部挺拔也可以显得更加丰满，所以要增加背肌和胸肌的练习，让整个体态都挺拔起来，就可以显大一个Cup。

Q武宗杨：能给我们推荐两个你觉得最适合女性的运动项目吗？

A冯婵：那绝对当属TRX和VIPR。前者是一种结合抻拉和力量的绳带练习，可以帮你很好地抻拉酸痛的颈椎和背部，缓解肌肉僵硬和粘连；同时可以练习到身体各处的肌肉，非常适合刚刚开始锻炼的女性。VIPR是一个圆柱体的橡胶桶，有十几斤到几十斤的不同重量，男生女生都可以练习，它的运动量相对大一些，最适合练翘臀和大腿啦！

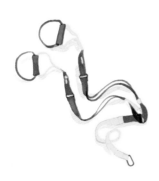

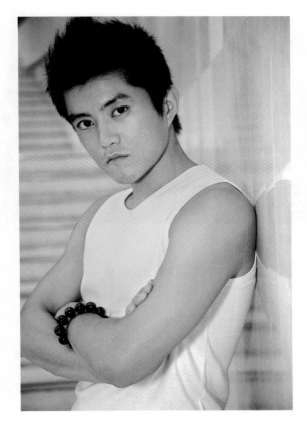

三招让你拥有挺拔体态
——和金牌教练刘钊聊塑形

1. 靠墙站是女人一辈子都该坚持的体态练习课

靠墙站,脚跟、肩膀、头部都靠墙,手臂向上伸展。循序渐进,从5分钟一组开始,做到20分钟,微微冒汗为宜。

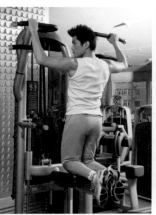 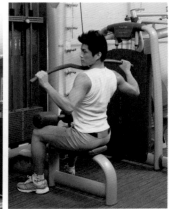 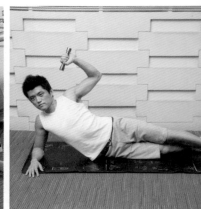

单杠辅助器械　　　　　　　颈前下拉　　　　　　　居家哑铃练背肌

2. 有背肌才能把体态拉起来

教练刘钊特意为我们示范了几个必练的动作，让你在健身房和家里都偷懒不得！

A 单杠辅助器械：

重量不要太大，双手握单杠的距离要略宽于肩膀，收腹挺胸，肩关节下沉。每组20个，3~4组。

B 颈前下拉：

中小重量，收腹挺胸，上身略微向后倾斜。下拉时幅度不要太大，速度不要太快，下拉至胸大肌上部的锁骨位置。每组20个，3~4组。

C 居家哑铃练背肌：

身体侧卧，肘关节垂直于地面支撑，屈膝。上侧手臂举至头顶，下拉时充分感受背部肌肉收缩，腰部下沉，充分挤压背部肌肉。两侧各3组，每组15~20个。

3. 骨盆练习是女性必备训练

趴在垫子上，四肢支撑，膝盖弯曲，腿抬到水平位置，向内绕环往回收！

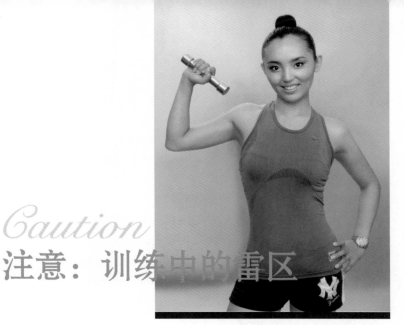

Caution
注意：训练中的雷区

冯婵 **亚力山大金牌教练**

⚠️ 椎间盘突出的人慎练器械！腰椎有问题的人要格外注意力量锻炼时的强度和器械选择。腰椎、髋关节、膝盖这几个部位是我们身体的轴心，这几个部位不好的人要格外注意，要拿医生处方来健身房锻炼，不然会有危险。

⚠️ 颈椎千万不要360度绕环！可以上下左右侧面，但不要绕环，腰椎同理，呼啦圈这样的运动最好不要做！

⚠️ 仰卧起坐瘦腰腹不要抱头触膝！这样对脖子非常不好，而且并不会练到腹部哦。卷腹只要肩胛骨离开地面的位置就可以了！

⚠️ 颈椎不好不要做"坐姿推肩"这个器械，不然反而会加重肩颈问题，另外练习后要配合一些向后伸展的动作。

⚠️ 练腹肌练不好反而会伤到腰！很多人都会练习平躺、抬腿、向下方这个动作，但是要特别注意向下的时候不要放太低，不然会让髂腰肌过度训练，会加重骨盆前倾，长期下来对腰非常不好。

不能错过的居家拉筋瘦身操

你的筋够柔软吗？

柔软度不好的人，活动受到的限制较多，运动时受伤的可能性较大，生活中身体某些部位疼痛的几率也大。然而如何知道自己的筋够不够柔软这一比较抽象的问题呢？从以下的小测试开始吧，在你符合的选项上划勾即可。

- ☐ 弯腰时双手无法在不弯曲双腿的同时触碰到脚趾；
- ☐ 下蹲时臀部离地面的距离大于10厘米；
- ☐ 做瑜伽双腿劈叉时，感到大腿内侧疼痛；
- ☐ 常有头胀、头痛的困扰；
- ☐ 觉得颈椎僵硬，经常落枕；
- ☐ 天天都感到腰酸背痛；
- ☐ 经常手臂酸痛，无法高举，更别说把手伸到脑后；
- ☐ 很容易抽筋，总觉得手麻脚麻；
- ☐ 小腿僵硬，或是常会脚底痛、脚跟痛；
- ☐ 长期便秘，试过很多方法都没有解决。

测试结果：你的柔软度怎样？

符合3个以内：哇哦，你的柔软指数不错，继续保持就能有健康的身体和美丽的身材；

符合4~7个：你的柔软指数中等，有一点受伤的危险，身体对运动的适应性差，不容易接受运动而易胖并难减重成功哦；

符合8~10个：你的身体蛮僵硬的，容易产生筋缩并导致循环不畅，随之引起便秘、水肿以及腰腿、颈椎疼痛。

7天拉筋操

做完测试后，不妨赶紧动起来吧！每天一个方法来锻炼不同的部位，短短3分钟就能大有成效哦！

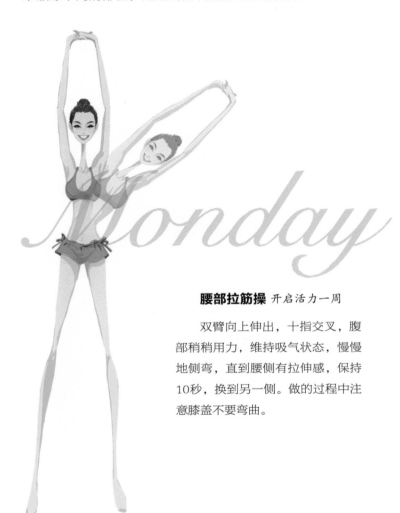

腰部拉筋操 *开启活力一周*

双臂向上伸出，十指交叉，腹部稍稍用力，维持吸气状态，慢慢地侧弯，直到腰侧有拉伸感，保持10秒，换到另一侧。做的过程中注意膝盖不要弯曲。

腹部拉筋操 缓解又酸又刺痛的身体

站立，双腿打开与肩同宽，吸气，将双手手掌对贴，手臂向上伸直维持15秒，让脊椎感觉拉伸到最大限度，呼气，将双臂向外侧伸出后放下，依次反复。

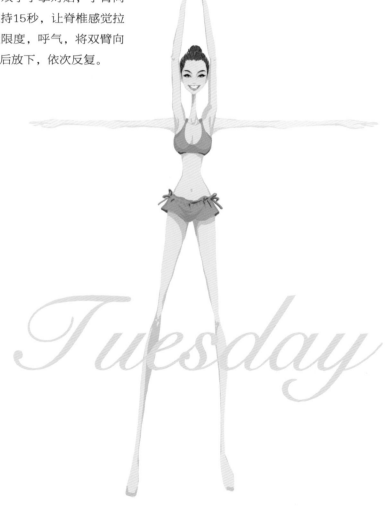

腿部拉筋操 让吃力的身体变得像小鸟一样轻盈

双脚打开与肩同宽，双手按在脚前侧蹲下，一只脚慢慢往后伸直，视线向上看，让向后伸出的腿有拉伸感，维持15秒后换另一边重复做。

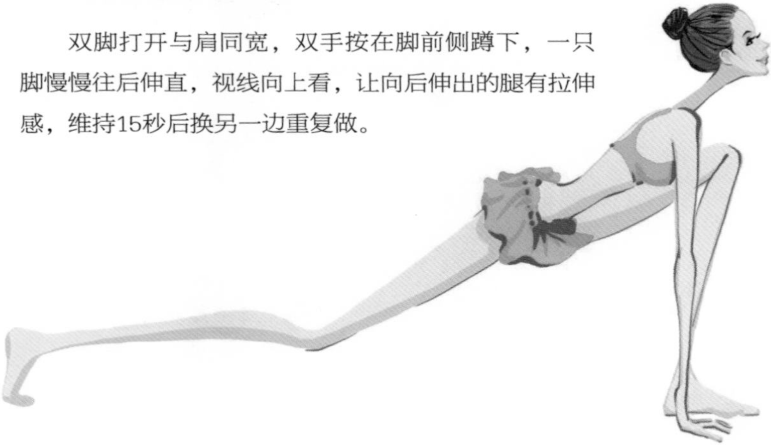

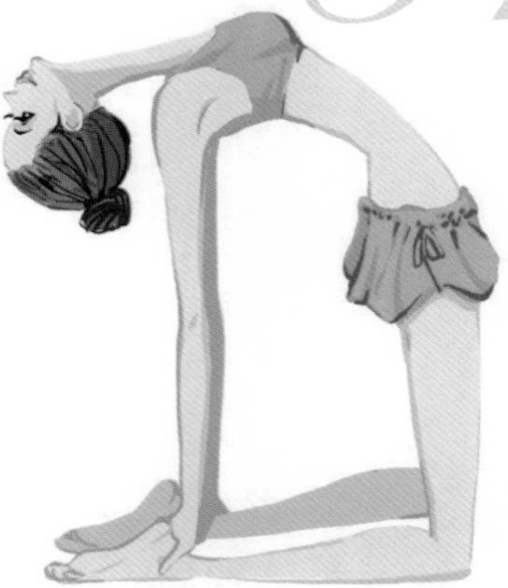

脊椎拉筋操 打造美丽的身体曲线

屈膝跪着，吐气，腹部用力，慢慢地将上身向后仰，直到双手抓到脚踝，维持动作及呼吸20秒，慢慢地一只手一只手地放开恢复到身体直立跪着的姿势。这个动作可以让整个脊椎更有弹性，并缓解便秘哦。

71

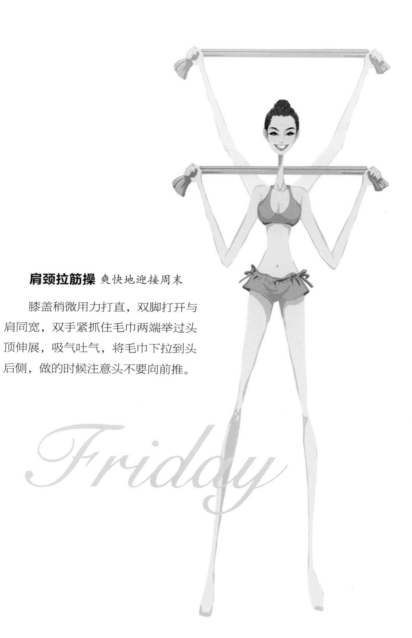

肩颈拉筋操 爽快地迎接周末

　　膝盖稍微用力打直，双脚打开与肩同宽，双手紧抓住毛巾两端举过头顶伸展，吸气吐气，将毛巾下拉到头后侧，做的时候注意头不要向前推。

Fridday

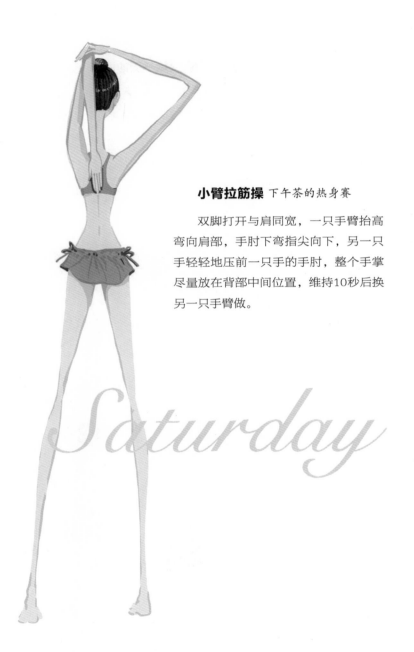

小臂拉筋操 下午茶的热身赛

双脚打开与肩同宽，一只手臂抬高弯向肩部，手肘下弯指尖向下，另一只手轻轻地压前一只手的手肘，整个手掌尽量放在背部中间位置，维持10秒后换另一只手臂做。

Saturday

臀部拉筋操 消除一周的疲劳

平躺在地板上，抬起双腿，手臂用力地撑住地板，手掌撑住腰部，将腿向头部方向拉伸。尽量让脚尖触碰到头上方的地板，维持5秒，恢复到最初的姿势。

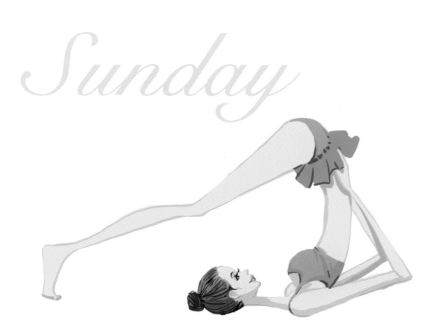

Sunday

瘦身不能缩胸

　　如果你的内衣顾问说你本来的Cup应该为D，且目标为G，多年来一直是你阻碍了胸型的美好与扩张，不知你会不会惊愕得下巴都要掉下来？

　　我的闺蜜要从韩国专程来找我深谈，all about her breast！她生了一个宝宝6个月后急速瘦身，各种运动、节食、仪器、工作奔波一起上，让胸部也急速缩水，不仅体积回到解放前，最关键的是视觉上明显下垂且干瘪。

　　这是不是女人最大的幸福与悲哀？孕育出一个美丽的生命，却同时搭上了自己好身材！在我这儿可绝对不行，她的惨剧决不能在我身上重演！立刻翻出我的"黄金无敌智囊团手册"，一个接一个走一趟！

　　第一站，我当仁不让地先邀约各路有出丰胸霜、紧实霜的美女公关们前来北京会诊。Clarins的Lait Buste Ultra-Fermete娇韵诗健胸调节乳(丰满型)、Talika的超动感丰胸精华2.0、C'est Une Beaute的完美线条按摩油、嘉媚乐的丰盈提升精油依次排开在我面前，要么是含有牛奶果与铁树萃取物，帮助形成"隐形胸罩"，要么是取自印度阿育吠陀灵感，导致印度女性丰满的mukul树皮提取物，还有各种纯植物精油成分，无一不让我跃跃欲试。不过，再好

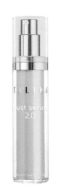

▲
Talika
胸颈护理精华乳
￥450/50ml

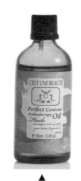

▲
C'est Une Beaute
完美线条按摩油
￥260/100ml

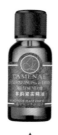

▲
嘉媚乐丰韵紧实精油
￥298/30ml

的成分没有坚持的心和正确的手法都是白搭，建议放在床头，每晚沐浴后使用，手法是环绕胸部按摩5分钟，再由下至上自胸底部到下巴部位提升按摩。如果要测试效果，光按偏小的一边也靠谱。

第二站，运动是我的必修课，所以我的御用私教——冯婵，自然必须拿出看家本事。她推荐我练习VIPR运动项目，大家不能指望运动能帮你增加Cup，但是锻炼出紧实强健的胸大肌，可以有效提升胸部。冯婵说，锻炼背肌也是必要的，背肌强大，可以拉抻容易驼背的体态，挺拔后自然显得胸大！VIPR是个有多个握位的圆柱型胶皮筒，高80厘米左右，重量是4千克起，通过上举、横举、划船、推拉等多个动作来锻炼到身体的每一块肌肉，它比一般器械更能练到深层肌肉，不像器械那么容易肌肉拉伤，但是真的练到位，可是从手臂到脚趾头都会酸酸的哦！

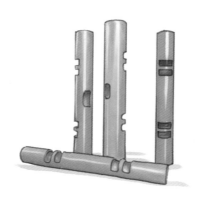

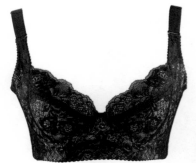

▲ 茜比精塑内衣

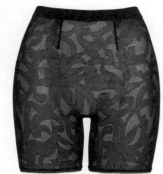

Wolford Mara Control ▶
系列束裤

　　第三站，认识内衣顾问Cindy是一份意外的礼物。她第一次见面就给我一个下马威，当时我产后3个月，水肿肥胖还惨不忍睹，她为我测量了全身的10个围度，远比三围更加精准骇人。我百分百超标，其中腰围更是超标11.5厘米。也是那一次，她告诉了我将后背、大臂、副乳等多处多余的脂肪游离到胸部的方法，并无比真诚地和我保证，你一定可以穿E Cup的。天哪，我这三十年都白活了吗?

　　我首先问她为什么要穿调整型的内衣，她告诉我因为脂肪游离按摩之后需要有内衣来固定，调整型内衣的侧面非常宽，有20厘米左右，肩带也比一般内衣宽4倍左右，所以更加稳固。

　　半年后我再次见到她时，我的测试结果非常让她满意，胸部外扩减少了3厘米，下垂提升了1厘米，腰围瘦了7厘米，腹围瘦了10厘米。

　　她的DIY胸部管理操其实非常简单：从手心到腋下用力按摩通畅淋

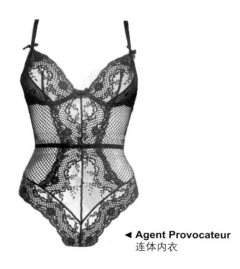

◀ **Agent Provocateur**
连体内衣

巴，每侧5次；捶打腋下各20次；环绕胸部按摩20圈；将副乳拨向胸部各20次。所有的按摩都要用一定的力道，每晚沐浴后坚持。再加上调整型内衣的加持，她告诉我，副乳最多一个月就可以消失光光了。

另外，她每次推荐给我的调整型内衣其实都会比我实际的号码大1个Cup，因为她说每个女人都有丰满的潜能，绝不是过了青春期就不再发育，后天我们也可以靠自己的努力让她它升起来。

除了这些最主要的，我最近还迷上了点穴——一个叫作"30天丰胸推拿"的APP小软件可以推荐给大家。之所以觉得点穴有点效果是从一款便秘防治推拿开始的，当天我按完它说的6个穴位后，10分钟后立刻有了感觉，开始肚子咕噜咕噜的，简直神了！这对于我这个常被便秘困扰的人而言简直是奇葩了呀！！

偶尔犯懒，六大高科技出马

NO.1

Oasis Beauty
水磨坊射频溶脂

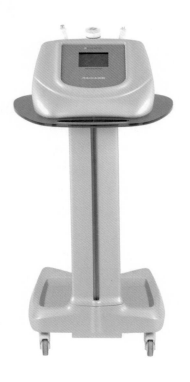

专家提醒：熟龄肥胖是因为女性自身激素降低，导致代谢转慢，脂肪囤积并深入蜂窝组织，引起手臂等全身肥胖。

推荐疗程：RA双效射频溶脂瘦身疗程。

原理：以深层热力直达作用部位，启动脂肪燃烧转化，增强组织代谢，重塑苗条紧致体态。

体验感受：属于比较舒适的光电项目，不会有明显的痛感，微微热也能承受，对于产后收紧有着不错的效果，但要注意将治疗头紧贴皮肤以免烫伤。

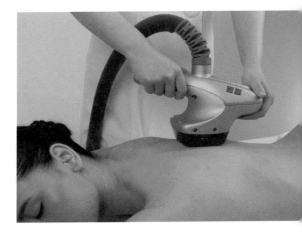

NO.2
美丽田园Smooth
多合一瘦身仪

专家提醒：很多人都把胖归咎于贪嘴，认为饮食不节制就会形成脂肪。其实脂肪并不是胖的唯一原因，很多时候，长期累积的体内毒素会形成顽固体脂、肠胃功能紊乱会形成胀气、血脉经络不畅会引起水肿、年龄增长胶原蛋白流失会导致皮肤松弛臃肿。由此可见，肥胖的五大"元凶"是脂肪堆积、胀气、水肿、胶原流失和肌肉松弛。

推荐疗程：负压按摩排毒+溶脂+塑形瘦身系统疗程。负压按摩来促进淋巴循环，把身体里多余的毒素和体液引流到淋巴管里，再排出体外。射频使皮肤组织中的水分子以4000万次/秒的高速共振旋转，相互摩擦聚集热量，温度升高促进皮下脂肪的分解和代谢，达到溶脂和紧致的效果。

NO.3
贝黎诗爆脂仪

专家提醒：肥胖分为体质性肥胖、营养性肥胖和水肿性肥胖。体质性肥胖又称遗传性肥胖；营养性肥胖指由于不良的饮食习惯和运动量不足，体内热量摄入大于机体消耗，导致局部脂肪堆积。水肿性肥胖指由于淋巴系统问题，令体内毒素及组织中多余的水分不能顺畅排出体外，造成的水肿现象。搞清肥胖成因才能有的放矢。

推荐疗程：3MAX综合塑身系统

它被称为"无创吸脂"，兼具减脂和收紧多种功效，拥有专利科技的综合气穴爆脂（Cavitation）、复极射频(RF)、脉冲负压(Vacuum)、色光治疗(LED)多项功效。

体验感受：

这个疗程分为两个步骤，第一个步骤是爆脂，第二个步骤是排脂。气穴爆脂原理和超声波很像，皮肤表面会有麻麻的感觉，它在脂肪层形成高速的振动，从而达到改变脂肪细胞形状的作用。而第二个步骤是一个振动仪，用很大的振力将刚才爆破的脂肪移动，由腺体排出体外。可以说这是我体验过的即时效果最好的一个项目，当时就觉得腰腹收得很紧，摸上去腰线非常明显，而且便秘的问题也得到解决，感觉非常通畅。

NO.4
卓彦3Deep射频治疗仪

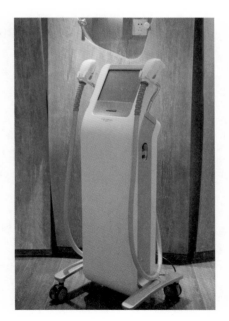

适应症：适合身体各部位的松弛下垂的皮肤。

禁忌症：心脏装有起搏器、身体内存在金属（如钢板、钛钉等）者，体内有避孕环的女性等。

治疗前准备：需要将身上所有金属物件去掉，清洁治疗部位。

治疗步骤：

1. 涂抹专用胶：将3Deep的专用胶涂抹于治疗部位，这个专用胶是以色列进口的，具有保湿、镇静、舒缓、保护皮肤的作用。

2. 调节能量大小：如果是第

一次做治疗，将仪器的能量调到一个适中的大小，根据治疗过程中皮肤的反应、患者的耐受程度进行能量或高或低的调节。

3. 治疗中的要点：治疗头在治疗部位进行2个pass的快速滑动打圈，每个pass是30秒，使皮肤迅速升温，用激光皮肤测温仪测试温度，温度在39~42℃为最佳，之后再进行6个pass的治疗，整个过程舒适温热，无疼痛感。

4. 治疗后：可将专用胶稍放置5分钟，使皮肤达到滋润和舒缓，之后将其擦干净即可。

5. 日常护理：治疗当日不做任何处理，可在第二天晚沐浴后使用保湿紧肤乳液。

NO.5

贝黎诗"爱酷"立体微激纤型仪

原理：M6纤体瘦身仪的升级版，在真空负压吸力及专利的机动滚轴的基础上，增加窝槽孔设计，全面针对结缔组织，刺激最基本微循环单位，有效促进淋巴血液循环和结缔组织的重组及再生，增加皮肤弹性，针对性治疗肥胖问题，是理想的雕塑体型类高科技仪器。

NO.6

贝黎诗微粒海藻排水塑形护理

原理：以纯天然海洋活性海藻为体膜，促进血液循环和代谢毒素及废物的排出，配合香薰推脂按摩手法，能有效改善和调整身体脂肪堆积现象。

适应症：适合任何肤质，特别针对办公室压力导致的肌肉酸痛、排汗与代谢能力不佳者，能有效活跃细胞，改善水肿及肥胖现象。

三日排毒瘦身记

three days

　　我曾在朋友圈里发过一条消息，"每天不干点什么让自己变美或身材变瘦的事，就觉得对不住自己"，引来无数议论。做女人，就该做女人该做的事，那么最重要的，不就是这两件事嘛？！

　　我发现，如果仅生活在现实世界中，我还是很容易自我满足的，比如我并没有因为生孩子而变丑，身材走样，按说我应该特知足，从此搂着娃幸福地生活。但是，另一个非现实世界却给了我血淋淋的打击——公司郊游每次拍合影，我那几个又会摆又会笑又会化妆的同事，总是让我觉得自己还是脸太大、腰太粗，侧面、正面、背面拍，怎么都不对劲儿。以前怎么摆都好看都上镜的自己去哪了？镜头又一次让我变得不自信！

　　Judy同学就是那个让我羡慕嫉妒恨的假想敌，当然我知道她瘦下来的一切秘密，所以刻不容缓地让她帮我预约了一次排毒瘦身三日疗程。

通-排-补，三日瘦身计划书

　　中医排毒瘦身会所的薛院长亲自接待了我，并为我把脉，因为这里的治疗都是个性化的，要根据院长或技术总监把脉问诊制订调理方案，院长认为我最重要的问题是：生产后气血虚，寒湿严重，需要补气血同时驱风排湿，另外脾肾都比较虚，需要长期调理。所以尽管我的诉求是减

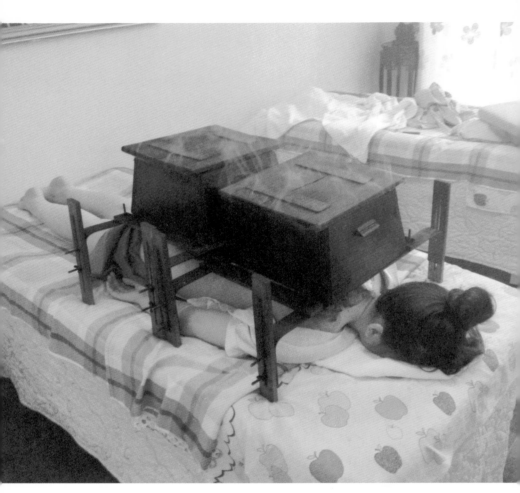

艾灸箱补气血效果神奇

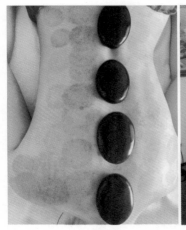
砭石按摩

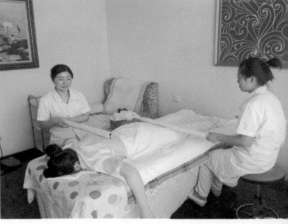
太极祛风

肥排毒，但不能一味地减，只能补气血同时疏通全身的经络，让身体通畅，达到自身代谢加快、排毒的效果。

我的三日排毒计划总体按照第一天通，第二天排，第三天补这样的顺序执行。第一天的目标主要是疏通全身的经络，包括排毒药浴、三焦按摩、气功、温通经络口服汤、太极祛风、艾灸气血调理等十余个项目。第二天是排毒汤、灌肠一类真正排毒的项目。第三天以培元补养为主，包括补肾药浴、头部充氧、全身砭石按摩、艾灸气血等。

其中让我觉得非常有特点的有两个，太极祛风和艾灸气血调理。"太极祛风"是薛院长自己发明的，它起源于中医养生的拍打法，用一个长长的纸筒敲打全身经脉，特别是胆经和代脉，它的力道非常深入，能引起全身的振动。薛院长这样跟我形容，做个按摩可以舒服1周，但是做一下"太极祛风"可以舒服20天。"太极祛风"对于水肿的身体最有效，我大概数了一下，每秒钟两个人轮流敲打各一下，一分钟是120下，50分钟的项目就是6000下，是不是让你联想到各种古装片里的"杖打五十大板"？！

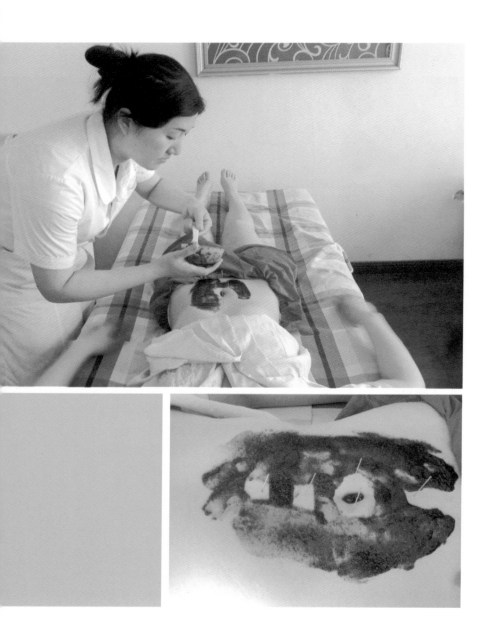

另外，这里的艾灸气血调理也非常独特，专门为我治疗的徐医生先在我的肚脐周围和足三里扎了针，再涂上薛院长调配的草药，最后用专门定制的艾灸箱足灸上50分钟，通体大汗不说，核心部位都像刮痧一样出了很多红疹呢。徐医生说这项治疗补气血效果最好，适合产后的女性每个月定期来调理。

我必须承认，节食第二天时我觉得很虚弱，蹲下再站起来的时候很晕，练了一会儿气功就浑身出虚汗，所以我从第二天开始早晚都会吃一小碗粥，第三天"补"的疗程开始后，我明显觉得晕的症状好了很多，临别时更是神清气爽，脚步轻快！

到了奇迹揭晓的时候了，宋医生帮我仔细量了三围，最让我烦恼的小腹瘦了5厘米，腰瘦了2厘米，胯部瘦了3厘米，大腿瘦了1厘米。我心里无比地满意，衣柜中那条红色礼服裙安静地等待着我，下周的拍照出镜这下我一点都不发愁啦！

▼ 这些小秘方带回家继续帮你：

➔1. 两个补肾的穴位

三阴交：位于脚踝内侧上3寸，是脾肝肾三条经络交汇的穴位，对女性非常好，专治痛经，经常按这个穴位相当于吃六味地黄丸。

太溪穴：位于内踝与跟腱连线中点凹陷处。专治手脚冰凉，长按也可以补肾滋阴。

➔2. 头部充氧按摩法

用牛角梳仔细梳理头发和头皮五分钟，再用梳背沾薄荷油或茶树精油把头发缕开，在头皮处仔细按摩导入，非常适合加班疲惫或出差时，可以立刻感到头部轻松，焕然一新！

瘦身终极篇——抽脂

如果你实在做不到我说的管住嘴，迈开腿，不妨来看看我的好友吴淼的这篇微雕抽脂体验报告，对于顽固部位怎么减也减不下来的，或是需要格外雕琢线条的朋友非常适合。

抽脂到底是什么？

如果你想抽脂，第一件事是先问问自己，到底把抽脂手术当什么啦？土肥圆变白瘦美的逆袭神器？吃货以后可以甩开腮帮子胡吃海塞的希望？懒货从此不用再运动的借口？省省吧！抽脂挺贵的，不如继续买点好吃的。

微创美容手术中的"抽脂"，仅仅是一次局部塑形。好比我，人不胖，挺注意运动，但平时太忙太忙，生活不够规律，压力一大又贪吃，其他部位不胖，单单肚子上多了一圈肉，还没到"游泳圈"的程度，但也抓起来松松的了。这种"松"其实就是皮下脂肪堆积，可以通过吸脂手术去除一部分，显得紧一些，体型也更好。

如果已经到了啤酒肚高血压高血脂的程度，别抽了，通过健康饮食加运动减肥吧，内脏脂肪过高不仅危及健康，也根本没办法通过抽脂去除。而脸上、双下巴、后背、小腹、小腿等部位，因为部位精细、血管密集、结构复杂等各种原因，采用吸脂术的话，风险大，效果也不理想，一般医生不会轻易给你做。所以在抽脂前，先搞清楚，自己的情况到底适不适合做抽脂。

抽脂术现在有很多名称和分类，总的说来原理一样，都是用特殊器材"切"除皮下多余的脂肪。和从前相比，现在靠激光等手段，大幅减少了出血和肿胀的程度。我选择的"身体微雕"则是吸脂中更为精细的一种，适合本来就不胖，但想要形体曲线更好的人。当然"人鱼线""马甲线"你就别指望了，那是靠练，而非靠吸脂"雕"出来的。

抽脂很危险？会死人？其实，这是一项技术活，考的是医生的技巧和手艺。大体重的人想大量抽脂时危险度相对较高，一般如果在正规的美容医院，有经验丰富的医生及麻醉师，事故的几率并不大。为我操作的大夫是台湾知名美容医生陈世栋先生，医院规范，医生医术高明，我自己的身体也健康没有啥毛病，好了，放心做吧。

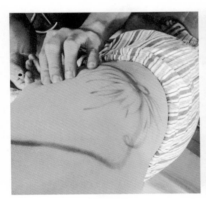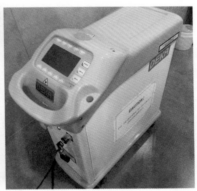

360度立体微雕亲体验

我要重点处理的地方是腰腹，一捏一把肉，相当糟心，线条看起来也有点松，和身体其他部位相比特别不和谐。平时有衣服遮着看不出来，脱了衣服就不行了，满肚子三斤板油还高高的呢！根据医生建议，采取"360度立体微雕"，上下腹以及侧腰同时抽取部分脂肪，修饰身体线条。

抽脂时间安排在上午，头一天晚上断食断水，早上不能进食，口服一颗止疼药之后，医生在我身体上用笔画出具体抽脂区域。我采取的是睡眠麻醉，这种麻醉的好处是安全度比全麻高，疼痛度又比局麻低，有问题的时候还能及时唤醒。手术的过程仅持续了一个小时，据说这头我睡得鼾声连天，完全没有任何知觉也不觉得痛，那边已经大板油源源不断地涌出了。

当然，更安全的是局部麻醉，人脑子是清醒的，身体手术的那部分没疼痛感了，但能感受到针筒管道捅入和切割时候的动作。如果你特别害怕麻醉的话可以选局麻，但想想还是挺吓人的，我宁可一头睡过去。

醒来时已经躺在恢复室中，腰腹有点麻麻的，头很晕，好像酒喝多了的感觉，没有任何其他不适。让护士帮忙拿来抽出的脂肪看看，哇，红红黄黄的满满一大盆，就像西红柿蛋花汤一样！陈医生告诉我，抽脂的最大要诀就是出血尽量少，脂肪抽吸尽可能够量，之间的比例就是医生的技艺所在。

躺了半个多小时，头不晕了就撑着身体坐起来，这时腰腹有点痛，不过不厉害，好像走路时候撞到桌角那种感觉。护士帮我穿上特制的束身衣，这时身体还不肿，所以穿起来还算方便。医生告诉我，手术之后要连续三天口服消炎药和止疼药，一个月之内进行负压包扎（就是用纱布包着），每天穿十小时以上的定型束身衣。

身体在第二天开始有点肿，第三四天简直肿得发胖了一样，穿脱束身衣时比较辛苦，碰到有些地方非常痛，但又不能连续穿好几天不脱。都说抽脂术不痛恢复期难捱，就是这个道理吧。这时候也没办法，为了更好地恢复，只能咬紧牙关熬着了。所幸除了腰腹被束紧，日常生活不会受到多大影响，你愿意上班就上班，愿意逛街就逛街，除了头一个星期不能洗澡，不要让自己太累也不能熬夜喝酒抽烟之外，其他一切照常。我甚至在抽脂后还出了趟短差，三四个小时的飞机坐下来没特别难受，不过长途飞行大概就不适合了吧。

抽脂后一周，我开始进行适度的运动，帮助恢复。医生说了，走走路多活动活动，一方面改善身体肿胀，一方面也预防新的脂肪堆积。每天穿八到十二个小时的紧身衣虽然觉得好像有点束手束脚的，好在没有明显透不过气的不适。这里我又要提醒那些平时就容易觉得气喘不上来的人了，你们那么娇贵的身子不适合抽脂后的恢复的，要是嫌紧身衣不舒服就不穿了，肿胀消退的速度变慢不算，对塑形也不利。我消肿速度算是快的了，两礼拜就基本不肿了，头一周略明显，之后就退得很快。

抽脂到底能瘦多少？

首先，我的体重没啥变化。本来脂肪就很轻，想靠抽脂大幅降低体重是不科学的。抽脂至今已经三个月了，基本进入了稳定期，不用再穿束身衣了。我的腰围缩小了2寸，下腹部的围度减少了一寸半。这是很可观的数值。更重要的是，我的腰腹部的肉变得明显紧致，以前能从肚子上直接拉起来一把肥肉，现在基本上捏不住了，皮肤紧紧地贴着肚子，只能使劲拉才能拉起来。肚子那种松松垮垮的状态不见了，看起来很紧而且也很平，并没有凹凸坑洼的问题出现——这也是医生技术好的标准之一，抽得均匀平整，皮肤才会显得紧实光滑。

另一个重要的问题是手术会留疤吗？抽脂一般都选在身体隐秘的地方做切口，我的两个伤口一个在肚脐内侧，一个在下腹，三五毫米的样子，结痂脱落后不仔细看几乎看不出来。

现在我已经开始每天健康地饮食并且有规律和针对性地进行运动了，希望这个夏天能把各种漂亮的衣服穿得更有型。

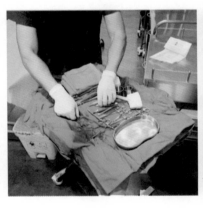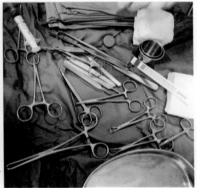

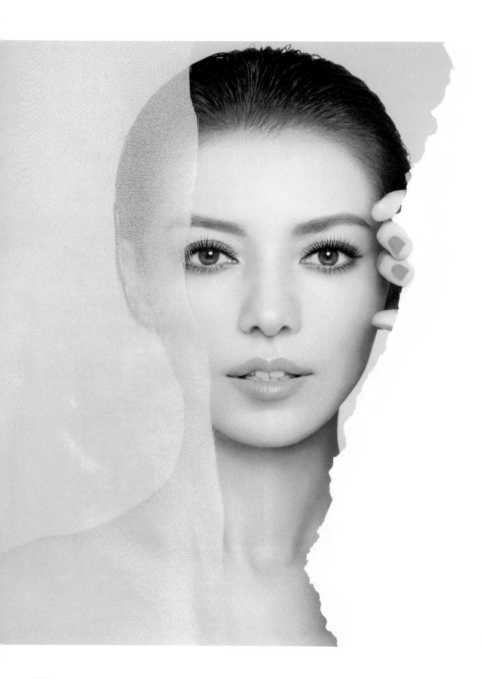

/产后护肤/
熟龄美不是白、瘦、V字脸

　　作为一个大言不惭的资深美女，我可以帮大家总结出"熟龄美"最重要的三个关键词，不好意思，并不是"白、瘦、V字脸"，而是——"饱满、红润、有光泽"。

　　这绝不是广告词，而是我与多位专家和长线美女一同潜心总结出来的真理。先说第一条，饱满，这一条我有切身体会，以前执迷于纤瘦的身材外加上镜的巴掌小脸，对于各种减肥餐和Botox瘦脸针都欲罢不能，但是保持了瘦，却流失了饱满和滋润度，瘦下来的直接"杯具"就是干涩、松弛与衰老，肌肉没了，就没了支撑，脂肪没了，就没了容量，你的整个面颊会显得愈发塌陷，法令纹和嘴两边的木偶纹更加明显。相机与镜头是最不会说谎的朋友，现在我回首再看那时候的照片，V脸和大眼的确熠熠生辉，但是凹陷的腮部也难以掩饰。

　　所以一味地追求瘦并不是最聪明的选择，不要盲目地去减肥，在保持正常体重的同时努力维持少女般的娇容才是熟龄美女的必备功课。

　　再来看第二条，红润。因为常年只吃白肉、蔬菜，所以我在孕期经历了长达6个月的缺铁性贫血危机，补充了大量的铁片、红肉（牛肉、猪肉、羊肉含大量血红蛋白）、优质蛋白才算追到了及格线。没有血色，何谈健康和年轻？红润不是靠一抹腮红画出来的，也不是早上猛搓按摩就能保持一整天的，真正的红润是从你的肤色中自然透出来的，无法伪装。

　　第三，有光泽。压力大、抽烟、焦虑、吃甜食太多都会让你的肌肤变暗淡，但是还有一点更重要的，光泽和饱满密不可分。只有肌肤饱满，光线才不会在肌肤表面发生太多次的反射，而是直接折射回来。如果肌肤表面塌陷太多，外在光源都会被淹没在沟沟坎坎中，任凭你扫多少层高光也是白搭。

和美魔女学精细化护肤

大家都爱美魔女

百度"美魔女"这个词，得到67万个结果，而百度百科为它设立了权威解释——网络流行语，专指40岁左右，但坚持健身、保养，保持青春靓丽的职场女性。

而当我环顾一周，才发现我们身边到处都是美魔女的天下，湖南台《天天向上》曾请来韩国健身操女王郑多燕，她46岁，因为老公的一句"宁选疯女人，不选胖女人"而发狠锻炼，重拾魔鬼身材后开启了自己的全新人生，在网络拥有数百万粉丝，当然，也包括我本人。平心而论，她的操动作都很简单、实用，不会累到爆，但你的肌肉有着切实的感受，这样才能让大家练起来不会轻易放弃。

日本对于美魔女的发挥更到极致，第一届美魔女大赛的冠军水谷雅子被称为"不老仙妻"，目前拥有46万的百度搜索结果，她44岁，是两个孩子的母亲。她的护肤方法目前在网上到处传唱，基本可以总结为几个关键点：

a. 防晒。只要出门，帽子、太阳镜、遮阳伞、防晒长手套一个都不能少。

b. 海量保湿。每天早晚抹上保湿水，轻拍一小时，每个月用量4瓶。

c. 水温有讲究。洗脸水温控制在32℃，接近身体温度，太热伤害肌肤，太凉不利于护肤品吸收。

d. 补水时间表。早上、下午一点、晚上睡前都要大量补水。

而第二届美魔女冠军山田佳子也同样拥有着超童颜的外表，她是一家模特公司的CEO，工作超忙碌，不是全职主妇，同样青春娇嫩，根本看不出年龄。另一个例子虽难登大雅之堂，却足见"美魔女"的风靡程度，48岁的日本AV女优成为第一主打女主角，以前这个年龄只能演女主角的妈妈，但现在她却可以大大方方和小男生调情，身材脸庞都同样让宅男流口水。

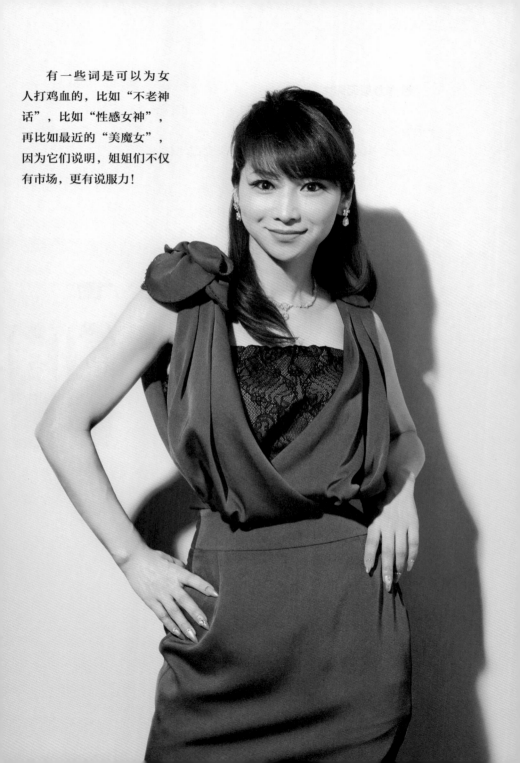

有一些词是可以为女人打鸡血的，比如"不老神话"，比如"性感女神"，再比如最近的"美魔女"，因为它们说明，姐姐们不仅有市场，更有说服力！

榜样力量无穷大

说了这么多，其实核心只有一句话，我们再也不用怕老了！

但是，美魔女不是天上掉馅饼，一分付出才有一分收获：

1.减重才能减龄。仔细看，没有一个美魔女的身材是臃肿的，年龄增长，我们的代谢力飞速下降，运动能直接带给我们红润发光的好气色和充沛的体能，所以我们不能以压力大、工作忙为借口，爱自己一点，再忙也要挤出时间做运动。

2.头发护理不能松懈。先看看你妈妈的发量吧，如果她脱发严重，那么你80%是要遗传的，所以从30岁、特别是产后立刻开始毛囊护理，找到专业的护理机构，保持毛囊的清洁和活力。另外过多吹风、造型、染发都会伤害你的毛囊，所以不妨准备几顶时尚的假发，记得所有的假发套都要戴上后到专业的发型沙龙去修剪。

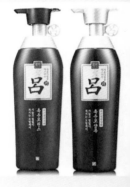

▲ "吕"防掉发洗发水
（产自韩国）

3.嘴部的保养重点。鱼尾纹、眼底纹、法令纹都没有嘴唇两边纵向的木偶纹来得可怕，因为它意味着你真的开始松弛了，为了让它尽量迟一些到来，一定要注意在涂抹面霜的时候着重提拉按摩这里。还可以借助医学美容手段例如Sculptra液态电波拉皮、Botox注射、胶原蛋白线注射来提升。另外开始注重唇部的去角质和做唇膜，因为饱满娇嫩的双唇才是年轻的标志。

4.口服产品提上日程。记得Samantha在《欲望都市2》里面大把吞药丸的桥段吗？没什么好大惊小怪的，从30岁之后，你务必要学会口服保养品的系统知识，把抗氧化、养颜的胶囊和化妆品一同打

牛尔京城之霜
保湿活肤导入美容液

市场定价￥480
网路优惠价￥320

洗脸后第一步使用，可以帮助增强之后任何产品养分的深入渗透，超级水润，怎么拍怎么润都不为过。

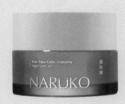

牛尔亲研Naruko
森玫瑰雪耳保湿晚安冻膜
￥90/60ml

和雅子学海量保湿，我特别信赖冻膜类的产品，这一款含大量玻尿酸和银耳萃取物，非常温和水润，可以多次涂抹，是我的睡前安睡宝。

包在出差的旅行箱中。维生素C是水溶的，想要美白，可以服用的量稍大；维生素E是脂溶的，不要服用太多；抗氧化的葡萄籽、蓝莓、蔓越莓、Q10等药丸挑选一样每天服用。

5.内分泌失调不可小视。年轻女孩可能不懂你的痛，从40岁开始，女人正式进入更年期的预备阶段，雌性激素的分泌迅速减少，所以很容易疲惫、心慌，月经量开始明显减少，这个时候你就需要求助中医，认真调理，保养你美丽的核心——卵巢。

6.细节定成败。颈部、指甲、手部皮肤、足部护理这些细节做得好，可以格外加分。一旦忽视，立刻暴露你的年龄感。

7.要骄傲，美胸不可少。想秀出比基尼下的好身材，那么挺立、丰满的胸部就是你的美丽武器，除每日涂抹家居丰胸产品外，可以借助美容院高科技的仪器疏通胸腺管，利用健身房的器材锻炼胸大肌。

超多功课要做，没错，但是我每一天都在做，所以我相信你也一样可以做得到。我们每一分每一秒的努力都是在累积美丽的正能量，等到有一天同龄的同学、同事都花容失色时，这一切努力的兑现就是最好的回报。

致我们终将逝去的胶原蛋白

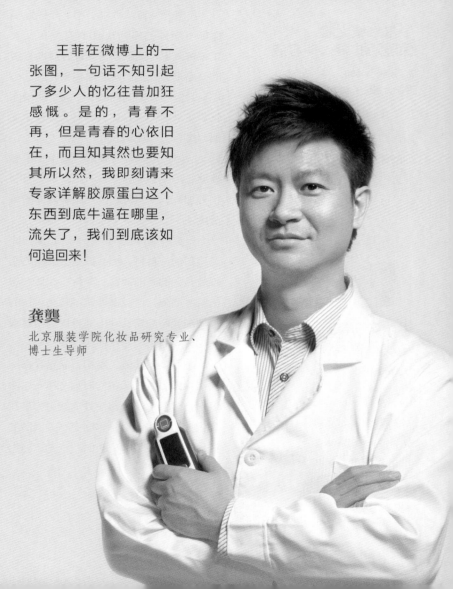

王菲在微博上的一张图，一句话不知引起了多少人的忆往昔加狂感慨。是的，青春不再，但是青春的心依旧在，而且知其然也要知其所以然，我即刻请来专家详解胶原蛋白这个东西到底牛逼在哪里，流失了，我们到底该如何追回来！

龚龑
北京服装学院化妆品研究专业、
博士生导师

Q武宗杨：我们为什么要补充胶原蛋白？

A龚老师：皮肤中胶原蛋白的含量就是判断皮肤是否老化的指标！70岁时皮肤的胶原蛋白含量比20岁时减少了60%以上，皮肤真皮层的厚度也会降低25%~30%。所以可以说，皮肤衰老的过程，就是胶原蛋白流失的过程。它不仅表现在肌肤失去弹性上，也会表现在身体的灵活性降低，肌肉容易酸痛粘连，因为胶原蛋白还是身体很好的润滑剂。如果人为地为皮肤补充所需的胶原蛋白，就可以有效地减缓皮肤的衰老，使皮肤维持在一个比较年轻的状态。

Q武宗杨：胶原蛋白类口服产品是如何被身体吸收的？

A龚老师：口服的胶原蛋白会在人体内发生酶解反应，逐步水解成多肽、三肽、二肽，直至游离氨基酸，逐级被人体吸收。应该说，口服胶原蛋白产品吸收程度与胶原蛋白的水溶性有关，而胶原蛋白分子量越低，水溶解性也就越好。

Q武宗杨：如何分辨哪些产品更易吸收？

A龚老师：判断产品是否能被吸收要看产品中胶原蛋白的分子量。临床研究也表明，分子量小于1000道尔顿的胶原蛋白吸收利用率可达90%以上。（道尔顿是指分子量的单位，一个道尔顿就是一个分子量单位，类似说我们物体的质量，可以说千克，但说钻石，就说是多少克拉）。一般来说，没有加工处理的原始动物皮中的胶原蛋白的分子量很大，基本在5000道尔顿左右，而通常食物中胶原蛋白如果超过3000道尔顿就比较不容易被人体吸收了。化妆品中添加的胶原蛋白要求就要更高，因为分子量高于500道尔顿就属于皮肤难以吸收的大分子。所以在选择和购买胶原蛋白产品时，应该尽量选择分子量较小的产品。

Q 武宗杨：但是市面上的产品并不会明确标出分子量大小，怎么办？

A 龚老师：是的，这就是市场不规范的表现，品牌只标出8000、10000这样的数值，这个实际上是胶原蛋白肽的含量，不是分子量大小。如果要检测分子量大小，有两种方法，对于胶原蛋白粉，只要看倒在同一杯水中的溶解速度和程度就知道哪一个水溶性好，分子小。如果是口服液，在太阳下暴晒10分钟，就会沉淀出固体物质，残留多就说明分子小。这也是大家DIY测试的简单方法。

Q 武宗杨：那么柜台的销售人员会回答有关分子量大小的问题吗？

A 龚老师：专业的销售人员会的，如果他含糊其辞或者不知道这个问题，就要产生质疑了。

Q 武宗杨：那我们选择口服胶原蛋白在多少道尔顿分子量的最好呢？

A 龚老师：口服胶原蛋白的分子量在500~1000道尔顿之间最好，这个分子量范围的胶原蛋白活性最强，使用后吸收效果也是最好的。分子量太大不易被人体吸收，太小不稳定影响效果。最易被吸收的是500~1000道尔顿的胶原产品，但太小变为游离氨基酸的比例太大也不是最理想的产品。

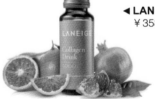

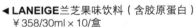
◀LANEIGE兰芝果味饮料（含胶原蛋白）
¥358/30ml×10/盒

自然美胶原蛋白（莓果口味）▶
¥580/50ml×10/盒

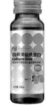

Q武宗杨：如果觉得服用了很多胶原蛋白片或口服液，都没什么变化怎么办？

A龚老师：胶原蛋白产品是一种保健品，一般依据个人体质，至少要服用半年到一年才会有明显的改善。而且胶原蛋白作为人体的重要组成成分，改善皮肤状况只是它作用的一个方面，它还具有改善人体的生理机能和记忆力等功效。刚开始服用胶原蛋白，即使皮肤状况没有得到很大改善，身体其他方面也一定会从中受益。另外，皮肤的代谢需要一个比较长的周期，而且我们需要清楚，皮肤经过一次完整的代谢不可能有巨大的改观，要经过较长时间的积累，慢慢地改善。所以希望消费者能够坚持服用胶原蛋白产品。

Q武宗杨：什么原料中提取的胶原最好？

A龚老师：深海鱼皮提取的最好，其次是淡水鱼皮，再次才是驴皮胶原，最后是猪皮、牛皮。

Q武宗杨：胶原蛋白口服液的口感我们该如何评价？

A龚老师：建议大家选用纯胶原蛋白，根据喜好可以添加在自己喜欢的饮料、果汁、豆浆、蜂蜜、酸奶等产品里一起服用。

Q武宗杨：胶原蛋白口服液、片剂、胶囊哪种形态好呢？

A龚老师：胶原蛋白片剂和胶囊以及粉剂产品的选择其实只是个产品形态的问题，不同的产品类型满足不同消费人群的喜好和需求，根据自己的喜好选择相应的产品形式就好。但由于胶原蛋白每日服用要够量（每天摄入量最大不超过10克）才可以起到相应的作用，所以粉剂纯度相对较高，比较适宜选择。但关于口服液容易吸收，是商家杜撰出来的无稽之谈，吸收与分子量有关系，与剂型无关。

好皮肤的头等机密——清洁

这是一件看似无比简单实际上无比复杂的工程，说实话我很多年都没有做好，直到我开始做美容编辑才逐渐摸到门道。

清洁皮肤有这样几个原则：

1.泡沫越低的洗面奶敏感度越低，如果你肌肤敏感，就选择低泡或无泡型。

2.选择表面活性剂为氨基酸的洗面奶，可以减少对肌肤的刺激感。

3.清洁决不能指望洗脸就全部搞定，去角质、深层清洁、畅通毛孔的工作都要配套。

4.每周务必去一次角质，皮肤角质层比较厚可以用物理性颗粒的磨砂膏，颗粒越小越好，皮肤薄就将深层清洁面膜和去角质合二为一。含水杨酸和果酸的洗脸奶和化妆水都可以疏通毛孔，毛孔通畅了才能真正清洁。

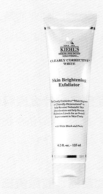

▲ Kiehl's科颜氏
集焕白亮肤磨砂乳
￥270/125ml

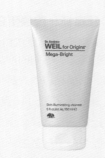

▲ Origins悦木之源韦博士
澄白焕采洁面乳
￥300/150ml

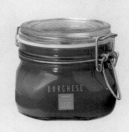

▲ 贝佳斯矿物营养泥浆膜
　￥490/430ml

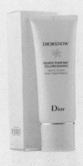

▲ **Dior**迪奥雪晶灵透白亮采
　洁面泡沫
　￥400/110ml

　　5.想提亮肌肤可在超市买一瓶浓缩的柠檬汁，和你的洗面奶混合在一起，这样不会太刺激，还能温和帮你更新角质，坚持下来有亮肤嫩肤效果。

　　6.高岭土的清洁面膜目前还是主流，贝佳斯的蓝泥、绿泥，Kielh's的白泥都是非常高口碑的产品。

　　7.高端的美容医院目前有一种充氧的护肤项目，能帮你深层清洁肌肤，每个月可以搭配一次。它是用很细的高压水枪把生理盐水均匀地喷在肌肤表面，借助一定的力量和超细的水雾达到清洁目的，但之后的保湿非常重要。

一辈子都不能忽视的
护肤功课——保湿

如果你很不幸，和我一样属于角质层很薄，hold不住水分的那一类。我们没有别的选择，只有四个字告诉你——勤能补拙！

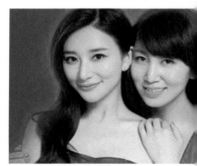

产后10个月，和闺蜜熊乃瑾一起担任SKII美丽大使

首先，保护你的角质层。你不能过度地清洁，因为洗的都是角质层，越过分清洁它就越脆弱，要选择温和的低泡或无泡洗面奶，深层清洁面膜每周一次不要过勤，如果你觉得有局部的痘印或毛孔，可以局部涂抹。

其次，锻炼你的角质层。就像健身可以增加体能一样，你要让你的角质层免疫力提高，强韧起来，比如可以增加按摩、拍打的动作，冷热水交替冲洗，这样能让它对于刺激环境更有防御力。口服一些含胶原蛋白和葡萄籽、蔓越莓、番茄红素等成分的产品，提高肌肤的免疫力和抗氧化能力。

第三，高吸收力的产品才是你的菜。比如化妆水要轻薄好吸收，有调整角质排列的功能最好。那些很粘稠的高机能水也许并不适合你，吸收好的保湿精华是你的常年必备品，乳液也要分子够小，渗透快，最后一步

雅诗兰黛特润修护肌透精华露
（第六代小棕瓶）▼
￥950/50 ml

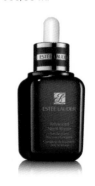

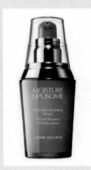

▼ 黛珂保湿美容液
　￥800/40ml

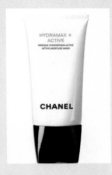

▲ CHANEL
润泽活力面膜
￥550/75ml

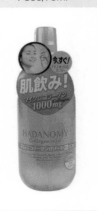

锁水的面霜一样不能忽视。

　　第四，定时加餐必不可少。面膜、密集护理这些步骤非常重要，每天早上敷一个保湿面膜，长期坚持，集中保湿修护的产品例如雅诗兰黛的ANR精华、修丽可维生素B$_5$保湿凝胶、黛珂的保湿美容液、CHANEL润泽滋养面膜、植村秀的海洋水保湿精华都非常靠谱，可以将它们厚厚地涂一层，再敷上纸面膜。我的同事还曾建议在外面再敷一层凝胶状保湿面膜给肌肤加压，手里拿一瓶保湿喷雾，确保半小时内肌肤都被水分包围，在这种压力下，肌肤的饱满程度将大大增强。

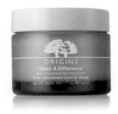

◀ **Origins**悦木之源
保湿赋活凝乳
￥470/50ml

娇兰水合青春活能 ▶
保湿精华露
￥50ml/1750ml

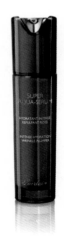

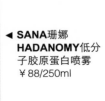

◀ **SANA**珊娜
HADANOMY低分
子胶原蛋白喷雾
￥88/250ml

面膜使用独门秘籍，
自己在家就可进行的水疗SPA

这里推荐一款保湿面膜——净肌H8面膜，它采用最纯净、安全、环保的天然棉，承载丰沛精华液，敷在脸部时可与肌肤柔软紧密地贴合，令肌肤如同刚刚做完水疗SPA一般，水嫩弹滑。

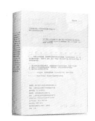

1. 加热敷、好舒服

在洗澡的时候，顺便将包装完整的面膜丢进约37℃的温水中隔水加热（切记水温不要超过40℃）。当你洗好头发或身体的时候，面膜也已经隔水加温完毕，敷上温热的面膜，精华吸收力也得到提升。

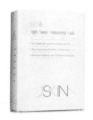

2. 滴水不漏，面膜高效利用

选择薄一点的化妆棉，可对剪成细条或小块，沾取袋中剩余的精华液，全脸敷上面膜的同时，吸饱精华液的化妆棉还可敷在眼部或法令纹处。不浪费面膜的精华液，全脸的保养也滴水不漏。

3. 双重滋润

当面膜敷在脸上大约过了10分钟，在面膜的表面（接触空气的那一面）涂上一层高保湿面霜，再将涂上面霜的那一面反过来敷在脸上约5分钟。这时候利用面膜密闭的效果，能让面霜的渗透力更佳，面霜也能锁住刚刚肌肤吸饱的水分！

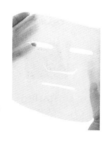

▲ **Jskin**净肌 H8肌润
八次方高保湿面膜
￥68/7片

4. BB面膜+H8面膜，产生1+1＞2的功效

先在全脸均匀涂上一层薄薄的保湿型BB面膜，静置3分钟左右，此时皮肤的含水量大增。不需清洗，再敷上H8面膜10~15分钟，锁住肌肤所有的水分，继续加强保湿修复。

热玛吉
最痛也最爱的紧肤疗程

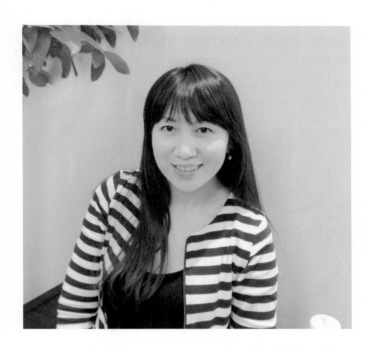

　　有一天晚上我兴冲冲地跟老公说，这期杂志我要做一个"让女人变女神"的大专辑，牛大了！老公没有抬眼就说，你每期不是都在做这个嘛！这让我回想起主编总结的超经典的女人梦想——年轻、漂亮、瘦！是的，我们就是干这个的，给灰头土脸的你、失恋的你、一脸压力痘的你玩命打鸡血，告诉你，还有很多神奇的方法我们尚未尝试，这一次，它真的可以创造奇迹。

这是我第二次做热玛吉（Thermage），三年前，当它以无比昂贵的价格高傲地进入中国时，我就荣幸地做了体验。做后一个月的时间里，很多同事都觉得我的脸变得饱满、紧致了许多，最难改善的法令纹也变浅了。这一次，第二代热玛吉以更加人性化的姿态又开始撩拨着我的小心灵。尽管才打了瘦脸针没多久，尽管我本来想从温和的光子和电波拉皮来循序渐进治疗我的脸，但我还是没有抵抗住它的诱惑。

卓彦诊所的赵琼医生告诉我，以往的微整形都是靠外力来干预，比如Botox抑制动态纹、玻尿酸、胶原蛋白填充静态纹，热玛吉却可以让你的肌肤深层自发生成胶原蛋白。它靠深层的电波和热量刺激肌肤，可以在治疗后的1个月到1年时间里让肌肤愈发饱满和紧致。

好吧，下面就揭开它神秘的面纱，为你一点一点讲述它的神奇。

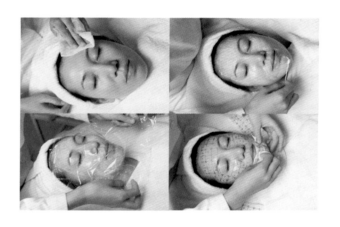

一、治疗的过程复杂吗？

非常复杂，我给大家总结为7个步骤。

1.表皮麻醉。痛感强的人需要麻醉1个小时左右，有些人对麻醉药过敏，可能治疗后出现长包、痒的情况，都属于正常，大约10天就可以完全消除。

2.注射麻醉。医生在我的脸颊、额头、下额缘共注射了8针麻药，这样可以让治疗的频率调高一些，效果更好。打麻药说良心话还是挺疼的，推

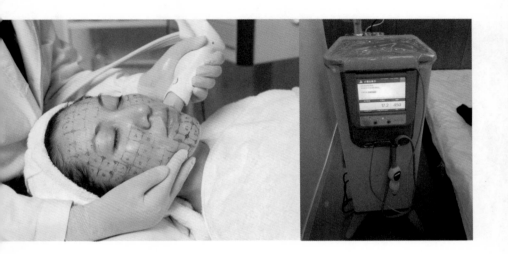

药的时候痛感最明显，注射后，会感觉脸非常木，嘴有种肿起来变成香肠嘴的感觉，很奇怪。不过，全部治疗结束后，这些异样感都会同时消除。

3.在脸上涂墨画格。因为热玛吉每次治疗都要打900发，每一发都要打在网格交汇处。（我做第一代的时候是600发，现在的加强版会让效果更好。）

4.选择治疗的位置。如果你的轮廓线比较松弛，就着重做这个部位，如果法令纹深，也可以加强。之前都要和医生充分沟通好。但是每一个部位打的遍数越多痛感就越强，需要忍耐一下哦。

5.开始治疗。怎么说呢？如果做过光子，它们的感觉类似，只是热玛吉热感更明显，有种灼烧感，让你不自觉地想躲开，但是医生会提醒不要躲，因为治疗头与肌肤接触不好的时候更容易产生灼伤。我选择的治疗频率是3.5，痛感不明显的人可以选到5或6，不过医生也和我解释，不是越高就一定效果越好，要根据个人肌肤的感应力而定。

6.每个部位大概要打10发，医生会一个区域一个区域轮换着打，这样不会让局部过分灼热。因为发射同时伴有震动，所以打到眼下时很不舒服，我要求医生关掉了震动，才可以忍受。

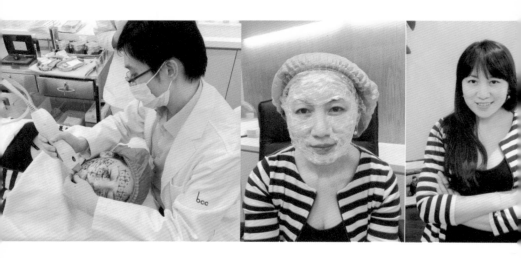

7.清洗网格。用卸妆油把全部油墨清洗干净，如果有残余当天也不要再洗脸了，第二天再做清洗。

二、治疗后需要注意什么？

我必须承认，做到一半医生让我比对镜子里的两边脸时，我除了微微发红的颜色以外，的确看到了一张非常不对称的脸。治疗的一边要整体高出2厘米的样子。

首先当天不能用太凉的水洗脸，之后3天内不能蒸桑拿、游泳。

要格外加强补水和防晒。每天敷保湿面膜。

可以适当补充胶原蛋白，口服的营养液、猪蹄、鸡爪、花胶都可以多吃一些，以满足身体产生更多胶原蛋白的需求，

不要用太刺激的护肤品，温和保湿即可。

一个月以后效果开始明显显现，所以治疗后也不要太着急，要耐心等待新的胶原蛋白产生。

体验地点：卓彦美容诊所

参考价格：6万左右

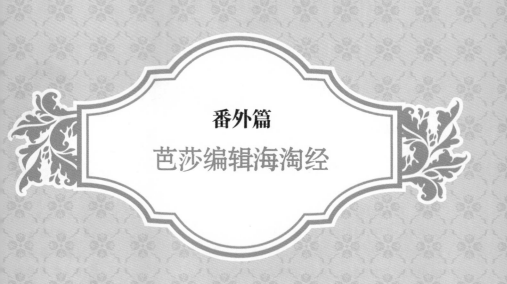

番外篇

芭莎编辑海淘经

4位美容编辑
教你买出美妆好品味

她们是身经百战的试用小白鼠，更是拥有多年购买经验的美容专家，她们的肺腑之言，不可不听。

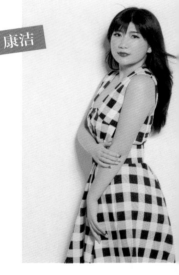

海淘派 康洁

只有想不到，没有买不到

想买国内买不到的品牌怎么办？找代购？太逊了。作为一个资深海淘派，我想告诉你，现在很多国外美妆品网站都提供直邮到中国的服务，动动手指，任何新奇有趣的宝贝都能轻松淘到，有些网站还经常提供折扣代码，赶上打折季还能省下一大笔。不过，网上购物有不能提前试用的弊端，所以下单之前最好对想买的商品做好充分调查。

推荐免运费海淘网站：

美国：

http://www.beauty.com 牌子很齐全，小众品牌像是By Terry 、Lipstickqueen等都能淘到，还有5%的Cash back到账户。

http://www.drugstore.com 从各大欧美药妆品牌、营养补充剂、瘦身代餐、美容仪器、美体仪器到各种家用洗护产品，应有尽有，简直就是巨大的网上超市。

http://www.saksfifthavenue.com 买大品牌这家很划算，像雅诗兰黛和海蓝之谜相对都很便宜，另外这家限量产品也比较多。

英国：

http://www.asos.com/women/beauty 除了买衣服，这家网站也是买新奇化妆品的好地方，包装时髦可爱的英国小众品牌聚集地。

http://www.feelunique.com 除了大众品牌，比较特别的是能买到很多欧洲的有机品牌，洗发护发产品的高端牌子也很多。切记一次不要买太多，否则很有能被中国海关收取关税。

视觉系 靓丸子

不仅要够好用，还要够好看

对于一个天生对质感和触感有极致追求的金牛座来说，一定要摸到、看到、闻到，那才叫真实、踏实，所以我很少网购美妆品，一切美物都要在全世界的柜台把玩一遍再抱回家，这整个购物过程才算完整而完美。

韩国站：尽情释放萝莉心！

我每次去韩国都会"沦陷"，因为每个人心里都住着的那个小女孩，面对如此多韩国美妆品的时候，她会彻底冲出来，我唯一能做的就是尽情释放这萝莉心！明洞的一条街上，美妆店一个接着一个，大部分都是韩国本土品牌，包装好看又有意思，性价比还高。去韩国淘货，这里就能逛上大半天。Innisfree的面膜可以多买，花样多，款式多；爱丽小屋是韩国"老字号"了，带泵口的卸甲水空瓶、分装倾倒式的卸甲水、玻璃质地的指甲锉，磨指甲更温和。一家叫"Too cool for school"的店千万别错过，从粉底到面膜再到香膏，包装都无比"酷"，粉底和鸡蛋面膜，不可错过。补充一句，在韩国淘美妆，碰到限量版的一定别手软，好用的明星产品才会出限量版，而且韩国人设计的限量版都无比梦幻、萝莉，欲罢不能的节奏！

欧洲站：冲着国内未上市下手

不管去法国、瑞士、荷兰还是意大利，我首先会想去逛当地的美妆品店，再接着会选一些国内已有牌子未上市的单品，像理肤泉的儿童防晒喷雾，每次必买，质地清爽不油腻，防晒值SPF50，关键是喷头设计太方便，去海边全身上下喷一遍，再用手涂开就ok，大大缩短涂防晒的时间，我已经推荐给无数海边爱好者的闺蜜了。再有，在欧洲如果路遇你不太了解的美妆店一定别错过，很多我们闻所未闻的品牌其实特别有料。比如我在意大利佛罗伦萨百花大教堂的边上就找到一家专门卖100%纯天然草本护肤品的店——L'ERBOLARIO，进去就走不动了，玉米味的洗发水，各种纯手工天然皂，从包装到味道，美好到一定是皇室公主才能用到的宝贝被我带走了。当时凭直觉买的香皂和洗发水、护手霜，回来试用都没有让我失望。

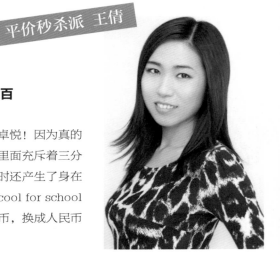

平价秒杀派 王倩

买货在香港，件件不过百

1. 卓悦秒杀一切

我去香港不爱莎莎，独爱卓悦！因为真的太划算啦！海港城对面的卓悦里面充斥着三分之一的韩国热卖品牌，刚进去时还产生了身在首尔免税店的错觉，一只Too cool for school的鸡蛋慕斯泡沫面膜只要58港币，换成人民币还可以打个八折。

2. 内地没有的必备药膏

当你皮肤突然出现湿疹、红肿、过敏，你的宝宝出现尿疹和奶癣时，不妨用精致的Rossini的玫瑰花蕾万用膏疗愈一下，69港币12克；另一个不得不说的oxy是同事傲娇十四誓死推荐给我的，它有抗痘良方过氧苯酰，是真的可以治疗痘痘的药用成分，分为5%和10%两种浓度，内地没引进，价格是72港币，25克，比那些动辄几百大洋的点痘精华见效快。

3. 足不出户也能有，官网直送！

如果你没有赴港的计划，那就上网吧，卓悦的香港官网上支持送货到内地，还常常搞满额免运费的活动，只要下个单就坐等收货吧。

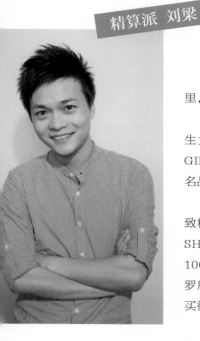

精算派 刘梁

机场免税淘划算

亚洲四大机场必买单品：

·韩国仁川：全世界最便宜的SK-II就在这里，能搬多少就搬多少千万别客气。

·东京成田机场：免税发售资生堂"亲生女儿"、只面向日本国内的顶级品牌THE GINZA，还有大师级调香师Serge Lutens的同名品牌香水。

·北京首都机场T3航站楼：娇韵诗纤颜紧致精华露是国内专柜不到6折价，THE BODY SHOP这种尚未进驻中国的品牌几乎是白菜价。100毫升超大容量的雅诗兰黛小棕瓶或是一盒包罗所有脸部彩妆用品的彩妆盒只有在这里才能买得到。

·新加坡樟宜机场：雅诗兰黛的大部分单品比T3还要便宜几十块，不过樟宜真正让人动心的是各种买赠、返券、抽奖等。

十大明星单品全球买到High

这些几十年经久不衰的明星单品一定是你出国时的必败品，那么了解全球价格，关键时刻再出手，才是高明之举。

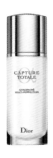

Dior迪奥活肤驻颜修复精华露
货号：Y0604320

哪里买最便宜？
美国最便宜：￥952
中国最昂贵：￥1520

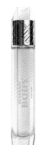

Burberry Body香体喷雾85ml
货号：38394161

哪里买最便宜？
中国最昂贵：￥560
美国最便宜：￥329

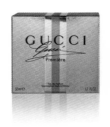

Gucci古驰经典奢华香水50ml
货号：311507 99999 0099

哪里买最便宜？
美国最便宜：￥571
瑞士最昂贵：￥850

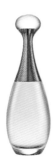

Dior迪奥真我情柔淡香水
货号：Y0915120

哪里买最便宜？
美国最便宜：￥690
法国最昂贵：￥844

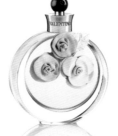

Valentina华伦蒂娜女士香水 50ml
货号：ZL65043903

哪里买最便宜？
英国最便宜：￥509
瑞士最昂贵：￥608

6

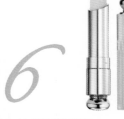

Dior迪奥魅惑润唇膏
货号: Y0027010

哪里买最便宜?
美国最便宜：￥210
法国最昂贵：￥255

7

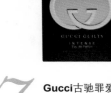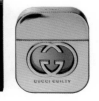

Gucci古驰罪爱燃情女士香水50ml
货号: 291015 99999 0099

哪里买最便宜?
美国最便宜：￥571
瑞士最昂贵：￥850

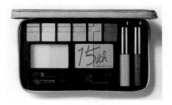

9

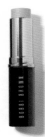

Bobbi Brown舒容粉妆条

哪里最便宜?
美国最便宜：￥274
中国价格：￥450

Lunasol 15周年限定款15th
Anniversary Makeup Collection

哪里最便宜?
日本最便宜：￥643
中国价格：国内未上市

8

10

Burberry 自然胭脂
货号: 39142461

哪里买最便宜?
中国最昂贵：￥420
英国、马来西亚最便宜：￥268

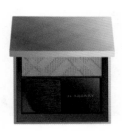

芭莎编辑推荐产品

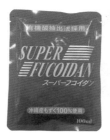

1

冲绳超级褐藻素精华液
(Super Fucoidan)
冲绳特产，是一种水溶性食物纤维，又名"海蕴"(Mozuku)，是日本女生排除身体毒素、提高免疫力的首选。
参考价格：¥1500/盒

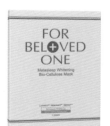

2

KATE 造型眉粉组合
让你的五官立体起来就靠它，国内常年断货，必须下手。
参考价格：¥73

3

宠爱之名生物纤维面膜（亮白款/保湿款/紧致款）
品牌当家法宝。
参考价格：台币1170元/盒（三片）

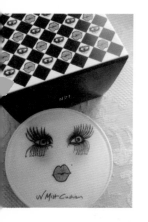

4

HERA 限量版气垫BB
从质感到外观没有一点让我不满意，随身带着补妆，虚荣心暴增有木有？
参考价格：¥345

5

3CE 唇漆&腮红
唇漆这名字起得真好，听起来色牢度就足够，果然，涂上半天吃饭说话喝水，它还是那个它，腮红小巧又自然。
参考价格：¥160

6

Too cool for school CC霜+高光
超级适合夏天用，清爽不油腻，搭配上高光皮肤真的和鸡蛋壳一般。
参考价格：¥235

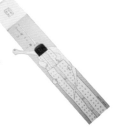

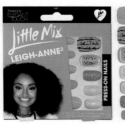
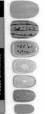

7

Little Mix 指甲贴
更多彩更有趣，立刻变少女。
参考价格：￥74

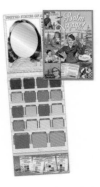

8

Balm Voyage 彩妆盘
一盘搞定，复古包装让人爱不
释手。
参考价格：￥434

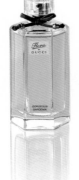

9

Gucci Flora Garden 绚丽栀子淡香水
白花香型，少女又高贵。
参考价格：￥660 / 30ml

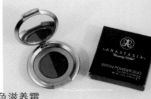

10

Anastasia 眉毛调色滋养霜
不愧为比弗利专业塑眉产品，着色力
强，重点是防水，不火爆都难。
参考价格：￥150

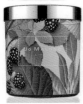

11

Jo Malone 香味蜡烛
与英国绘画大师合作的彩绘限量
版，国内没有哦，可以从Saks
fifthavenue购买。
参考价格：￥436

12

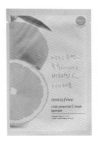

Innisfree 悦诗风吟大自然精
华面膜–柠檬
参考价格：￥15

美丽好去处，编辑私推荐

好莱坞明星两大塑形新选择

1. ModelFIT

ModelFIT是纽约一家"定制化"健身工作室，联合创始人中包括一位维密超模教练，他们结合了营养学、解剖学、普拉提、瑜伽、平衡、动态和稳定性训练，适用于各种体型的女性和部分男性。

机构地址：纽约市曼哈顿区Bowery街212号

课程价格：

单次课程$40，5次课程$190（$38／次），10次课程$360。

2. Ballet Beautiful芭蕾健身中心

全球网络同步课程：Ballet Beautiful芭蕾健身法在家里就可以进行锻炼，而且家的私密和舒适感有助于更好地训练。

普通网络课程价格：单次课程 $35，月度会员$280。

帝都魔都私人塑形机构推荐

1. 型璞私人形体雕塑工作室

机构地址：上海市武夷路近凯旋路（中山公园）

联系方式：18101885226

明星教练：徐从坤

教练特色：小型工作室专属教练，追求效果和口碑，专业性强。为人真诚幽默，有独创理念。

课程价格：¥500／课时（1~1.5小时，示个人身体情况而定），12课时一个package，不作单课售卖。

机构特色：

1. 私密的空间，可自由选择训练时间，从早上8点到晚上12点甚至更晚，只要你愿意，但要提前预约。这里可以让你在完全放松的心情下没有顾虑地开始训练。

2. 因为每个人的需求都不同，所以每个人的运动方式和节奏都无法复制，他们根据个人情况度身定制一对一的训练计划和动作，丰富且高效。

3. 充满乐趣。他们相信只有有乐趣的事物才能让人坚持，因为来他们工作室的人大部分是通过口碑相传而来的，加上每次训练都在一个私密的像家一样的环境中，教练和学生的沟通也非常充分，久而久之彼此相熟成了朋友，这里便也成了聚会交流，结识一些朋友的小据点，甚至有没有课都会去他们工作室小坐，所以所有的训练变得没有负担，反而成了生活中的一部分。

2. Soho尚都踢打工作室

机构地址：北京市朝阳区soho尚都西塔B-112

咨询电话：58691727

明星教练：张俊凡

机构特色：只有三人的小型工作室，基本可以根据你的时间来安排上课时间，主要是结合搏击和Trx的高强度训练，对于侧腰、手臂、腹部的塑形效果卓越。

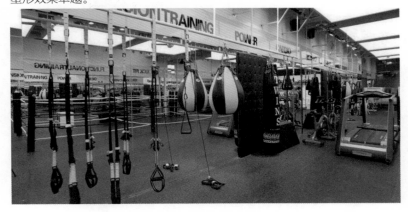

有多自律
就有多美

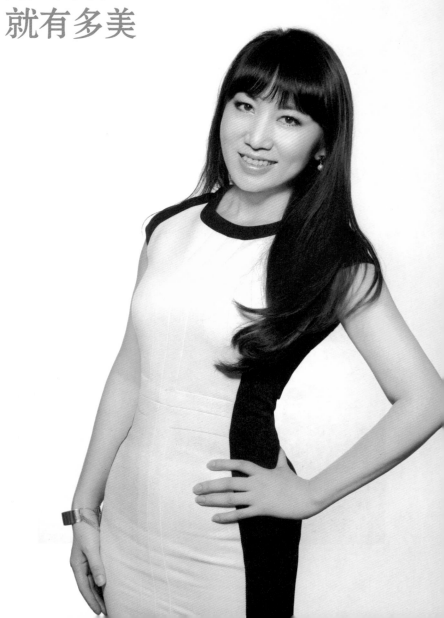

女人都喜欢悄悄地变美，不经意的好友见面，她睁大眼睛惊讶地说，哎！你开了眼角吗？当然没有呀！其实心里暗爽，最近每天的提拉按摩+E乐姿治疗+上扬心机眼线+5倍纤长卷翘防水睫毛膏真是没有白费！

天生丽质的女人就像天神眷顾生在帝王之家一样凤毛麟角，但是如果你凭着基因赐给你的70%好底子，从此不在意、不经营，一样会最终跌回平均分。一国际护肤品牌曾经做过一次长达50年的跟踪调查，一对同卵双胞胎同样美貌白皙、身材匀称，但是她们生活在不同的环境下，有着截然不同的生活习性和对待美丽的信念，在50年后，一个依旧光彩照人肌肤紧致，另一个则在抽烟、日晒、无度夜生活、暴饮暴食的侵略下惨不忍睹，状态与60岁老人无异。

而那些我们经常以为生得好所以才能一直美下去的明星真的只是得来全不费工夫吗？赫本身高1米70，终身体重不曾超过50千克，80-56-80的三围如同拥有钢铁意志一般伴随了她一生，她形容自己的胃如同"长在身体里的天平———旦吃饱了，再多一口也无法塞进去了"。而麦当娜的神圣饮食清单更是被很多女人奉为最高指示，她只吃鱼、谷物、粗粮、一些稍加烹调的蔬菜或沙拉，坚决抵制肉、蛋、芝士、盐、防腐剂和甜食，而且她无论吃什么，每一口至少咀嚼50下。她们之所以能够如此严格地将瘦身使命坚持多年，都在于最开始得到了一套魔法口诀，只有三个字，非常简单，就是"不，谢谢！"

没有人一生永远心想事成，无需费力，你看到的荣光都是那些有意志力的女人们默默修炼、自律的结果。Vidal Sassoon顶级时尚总监、BBC著名主持人卡洛琳·考克斯还将这种自律的精神总结为背后的"责任感"，这些美丽的女人们觉得自己有义务和权利去挖掘自己惊人的身材和容貌之美，展现出自己的独特个性，她们始终保持着童真的好奇心去探索，不断开发，不断完善，不断释放。简而言之，就是她们真的花了大把金钱、时间和心力去让自己更加美好和有吸引力。

你可以天生不美，但你不能放弃努力！有去变得更好的心和自律的精神，美丽终有一天会悄然而至。

我总是听说范爷的各种段子：范爷每天就算熬夜到2点也要敷面膜；范爷上了飞机总是先把保养品打理停当再开始谈工作；范爷每分钟都在摆弄自己的脸，只要一有时间就要涂涂抹抹；范爷出门小水壶不离身，薏米红豆估计因为她的排水肿示范作用势头直逼绿豆和大蒜；范爷进了别人的房间第一件事就是把窗帘拉起来，她的世界里没有光老化；范爷不介意是不是最贵的护肤品，她信奉勤能补拙，够多次才有效；范爷……她对自己很狠，她拍戏很拼命，她对自己的美同样毫不留情。

　　所以，有多少付出就有多少收获，我们永远不要怀疑这句话，没有人生来忧伤，别去等待别人让我们坚强。

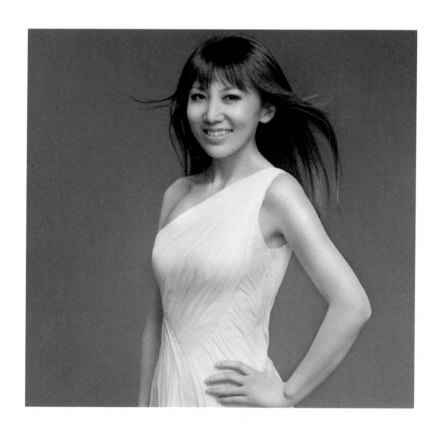

多多成长日记

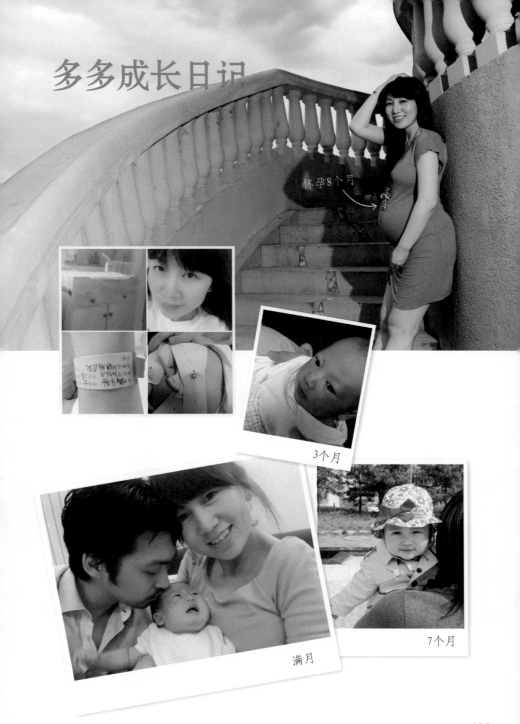

怀孕8个月

3个月

满月

7个月

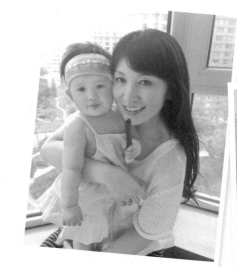

8个月
拍摄《辣妈心语》
微电影

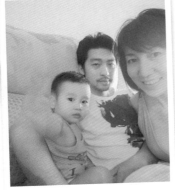

9个月

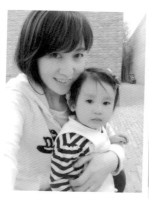

16个月

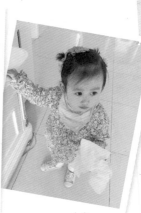

1岁半

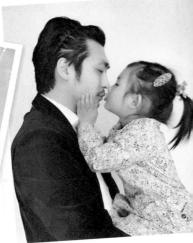

2岁半

图书在版编目（ＣＩＰ）数据

辣妈无敌 / 武宗杨著. -- 青岛 : 青岛出版社,2015.5

ISBN 978-7-5552-2176-0

Ⅰ.①辣… Ⅱ.①武… Ⅲ.①妊娠期—妇幼保健—基本知识
②产褥期—妇幼保健—基本知识③产妇—减肥—基本知识
Ⅳ.①R715.3②R151.1

中国版本图书馆CIP数据核字(2015)第107018号

书　　名	辣妈无敌	
著　　者	武宗杨	
出版发行	青岛出版社	
社　　址	青岛市海尔路182号（266061）	
本社网址	http://www.qdpub.com	
邮购电话	13335059110　　0532-85814750（传真）0532-68068026	
策划组稿	周鸿媛	
责任编辑	王　宁　曲　静	
装帧设计	毕晓郁	
封面插画	庄卉家（Della Chuang）	
印　　刷	青岛海蓝印刷有限责任公司	
出版日期	2015年6月第1版　2015年6月第1次印刷	
开　　本	32开（890mm×1240mm）	
印　　张	4	
书　　号	ISBN 978-7-5552-2176-0	
定　　价	32.80元	

编校质量、盗版监督服务电话 400-653-2017

青岛版图书售后如发现质量问题，请寄回青岛出版社出版印务部调换。

电话：（0532）68068638

本书建议陈列类别：美容美体类　孕产类

感谢《时尚芭莎》为本书提供部分精美图片

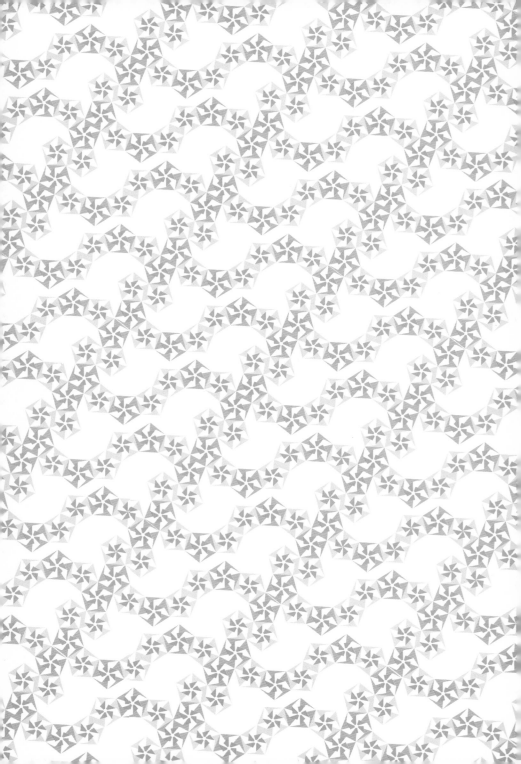